자기(Self) 3

자기(Self) 3

김혜정 지음

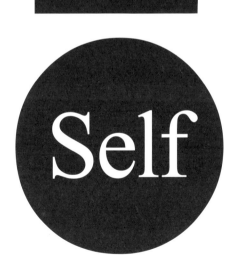

Self

청소년을 위한 만다라

안티
쿠스
ANTIQUUS

기획 배경

저자는 수십 년간 아동, 청소년의 미술교육을 진행하며 예술적 표현이 정서적 안정과 심리 치유에 도움이 되는 것을 경험하고 미술치료에 관심을 갖게 되었습니다. 미술치료학을 통해 사람의 마음을 탐색하고, 표현하며 움직일 수 있는 다양한 기법 중에 하나인 만다라를 알게 되었고, 실제 삶의 힘겨운 순간들을 이겨내는데 만다라의 도움을 받았습니다.

분석심리학을 공부하며 융(C. Jung)도 역시, 만다라는 인간의 본질적이고 근원적인 자기(Self)를 찾아가는 훌륭한 도구임을 깨달았습니다.

저자는 만다라의 호기심에서 시작하여, 만다라의 치유력을 믿는 마음으로 국내·외 문헌을 조사하였으며, 인류의 집단무의식을 분석심리학으로 정립한 칼 융과 인류 경험의 순환과 연결된다는 융의 개념에서 시작하여 세계의 만다라 문양을 수집하고 연구하여 심리적 성장을 나타내며 나선형의 통로가 되는 12단계로 정립한 조앤 켈로그(Joan Kellogg)의 '위대한 일원상의 원형적 단계'를 배경으로 본 책을 구성하였습니다.

또한 오랜 기간 저자는 '자기경험'이라는 직접 체험을 통해 다양한 문양을 접하며, 무의식의 접근을 도울 수 있는 상징의 도식화로 새로운 도안을 고안하였습니다.

주어진 삶을 살아내기 위해 바쁘게 살아가는 사람들이 잠시 숨을 고르며, 의식의 뿌리를 찾아가는 즐거움과 행복을 느낄 수 있기를 바랍니다.

미술치료, 심리치료에서의 만다라

미술치료에서의 만다라는 분석심리학자 칼 융(Carl Gustav. Jung, 1875~1961)의 개념으로 심리치료의 한 기법을 의미합니다. 융은 불교, 도교 등의 동양 종교, 연금술, 중세 그리스도교의 예수, 십자가, 원시 문화의 문양 등에서 공통적으로 중심을 둘러싸고 있으며 순환하는 원 혹은 정사각형 형태를 발견합니다.

융은 이러한 그림들이 무의식의 의식화 과정을 통해 형성된 통합적 인격을 상징하는 것으로 보았고 이를 '만다라'라고 불렀습니다. 융 자신도 이러한 만다라를 그리면서 내적 균형을 잡아갔으며, 이것을 의식과 무의식의 통합과정으로 진정한 자신을 찾아가는 중요한 과정으로 보았습니다.

융의 만다라 기법은 현대로 이어지면서 미술치료, 모래놀이, 수행 및 정신적 안정, 산만한 아이들의 집중력을 높이기 위한 교육적 접근 등 다양한 방면에서 연구되어 활용되고 있습니다. 오늘날 현대인들이 일상에서 만다라 명상에 잠기거나 만다라를 그리는 체험을 통해 잃어버린 자아를 찾고, 내적 풍요로움을 찾아 건강하고 평화로운 삶의 영위를 위한 방법으로 사용되고 있습니다.

미술치료에서 만다라 작업은 내면으로의 회기 및 만남을 통해 본질적 자기를 찾아가는 탐색 과정이며 자기(Self)의 무의식과 의식의 통합으로 자아 실현의 과정 또는 이러한 것들을 충족시키는데 있습니다.

들어가는 글

진정한 어른이 되기 위하여

서툴지만 진지하게 고민하고 노력하는 청춘에서

성숙한 인간을 향해가는, 의미 있는 여정을

시작한 청소년들이여!

Jung은

"자아가 자기"를 찾기 위해 떠나는

인생 순례 시기가 청소년기라고 했습니다.

학교에서는

역사를 배우고, 미래를 위한 공부를 합니다.

Instagram, TV, SNS, Blog, YouTube, Naver 등 끊임없이

남의 이야기로 넘쳐나는 정보를 매순간 접하느라

우리 자신의 시간을 씁니다.

어디에서도,

누가 알려주지 않는

자신을 알아가는 정체성 공부는? 언제하나요?

왜?

내가 누구인지 알아야 할까요?

그것은, 삶의 주인공으로 살아가기 위함입니다.

나도 몰랐던

"내 안의 나"를 발견하고,

있는 그대로의 온전한 나를 받아들이는 방법을 알아야

삶의 주인으로 살아갈 수 있기 때문입니다.

여기 『Self 3』에서

자기 발견의 배움과 성장의 기적이 일어나는

놀라운 경험을 통해서 자기실현의 도움이 되시기를 바랍니다.

차례

차례

준비물

- 안전하고 편안한 공간

- 가사 없는 음악. ex) 명상음악

- 수채화 물감, 아크릴 물감, 팔레트, 붓, 물통, 수건, 휴지 등

- 12색 이상 색연필, 사인펜

- 가위, 풀, 잡지책 1~2권

- 좋아하는 스티커

그 이외에도 자신이 즐겨 쓰거나, 좋아하거나, 편안하다고 느끼는 매체를 준비합니다.

* 흐름이 깨지지 않도록 한번 시작한 작업은 그 자리에서 마무리하는 것이 좋습니다.

멈춤

지금, 여기 머무르기.

나의 감각, 감정, 사고, 직관 등을 느껴봅니다.

어둠 속에서 휴식하며

떠오르는 생각들이 있는지 바라봅니다.

.

.

.

생각이 지나가도록 지켜봅니다.

Hear and Now

지금, 여기에 당신이 있습니다.

조용하고 편안한 장소에서 몸과 마음을 열고, 천천히 심호흡 하세요.

'나'에게 집중하도록 노력합니다.

진정한 당신의 감정을 느껴보십시오.

'나' 자신과 마주할 준비가 되셨나요?

그렇다면 다음 장을 넘겨 주세요.

"현재의 나"

나는 어떤 사람인가?

자신의 마음을 들여다 볼 수 있어야

시야가 맑아질 것이다.

자신의 외면만 보는 사람은 꿈을 꾸는 사람이고,

자신의 내면을 보는 사람은 깨어 있는 사람이다.

〈C. G Jung〉

나는 어떤 사람인가?

- 외부 세계의 소음을 차단하고,
- 자신에게 귀 기울여 보세요.

아직 모르겠다고요? 처음이니까 당연합니다.

이제, 오른쪽 도안을 채색하면서 '나'를 생각합니다.

자기소개서

_____

_____

_____

_____

_____

_____

_____

_____

1-1을 작업하면서 떠오른 생각, 느낌, 감정 등을 간단히 메모하세요.

_____

_____

1-1

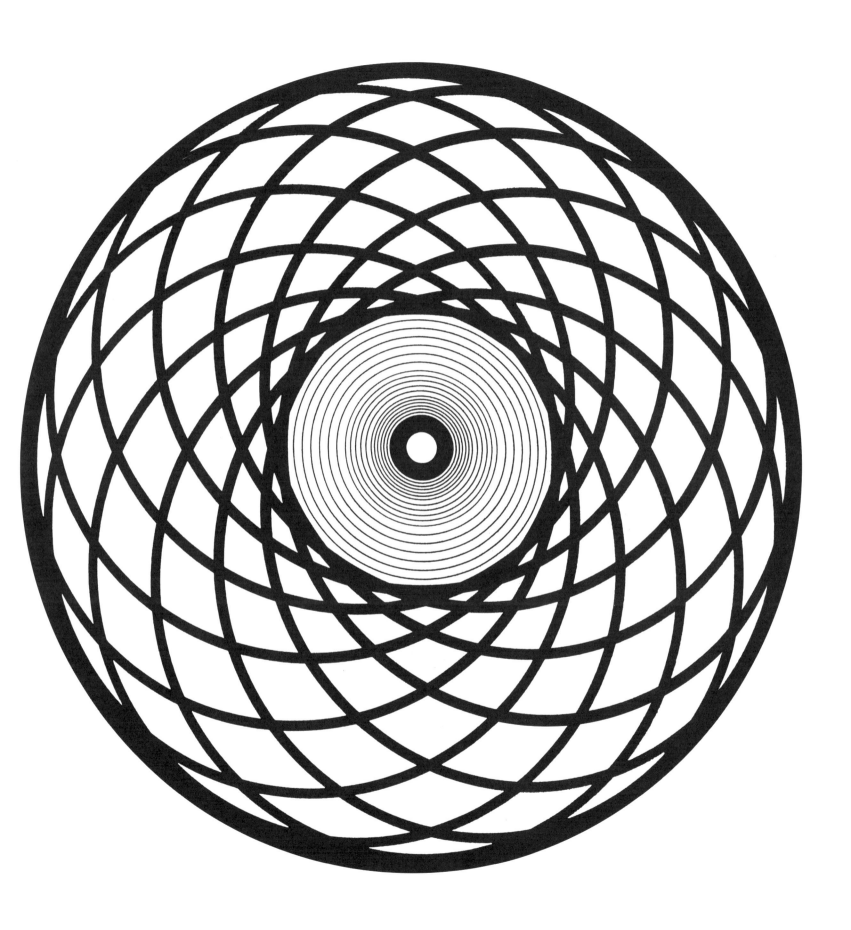

이 순간!!

가장 솔직하고 편안한 마음으로.

있는 그대로의 지금의 "나"를 떠올려 보세요.

지금 나에게 해주고 싶은 말을 편지로 쓰세요.

○○○에게!
_____

_____

_____

_____

_____

_____

_____

_____

_____

1-2를 작업하면서 떠오른 생각, 느낌, 감정 등을 간단히 메모하세요.

_____

_____

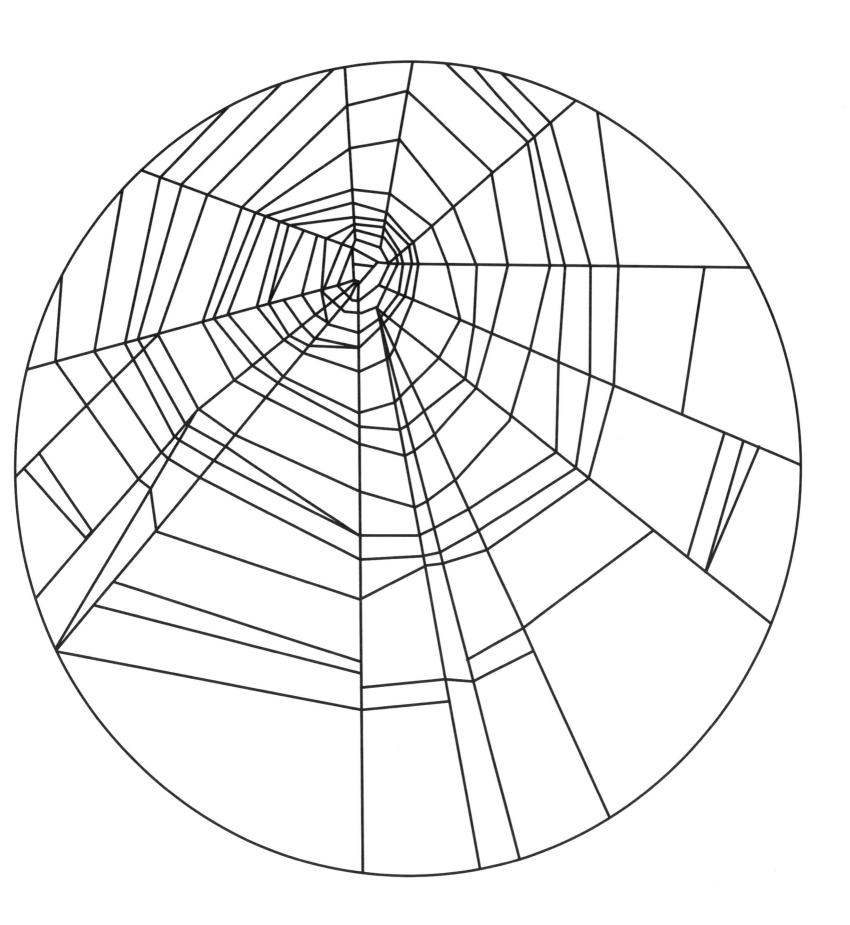

진정한 나를 찾아

떠날 때,

"우주가 당신을 위해 기꺼이

문을 열어줄 것입니다"

〈Joseph Campbell〉

무한한 우주.

그 속에 내가 있습니다.

어떤 모습이 보이나요?

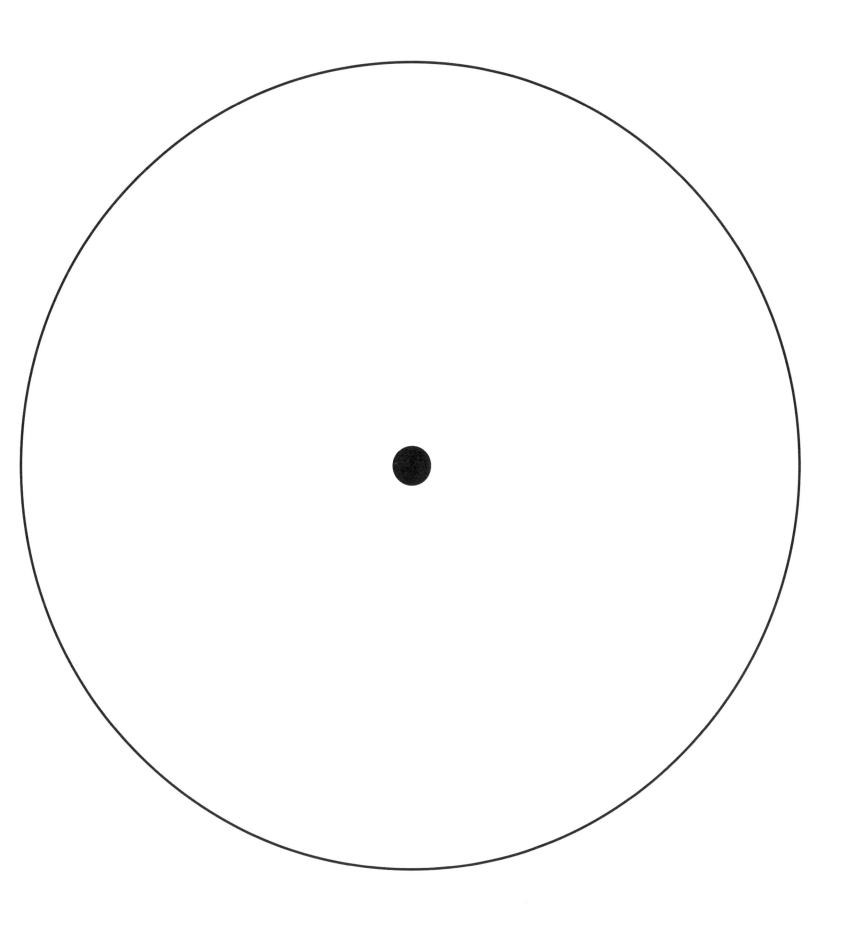

2단계

"소중한 나"

나는 누구인가?

"나는 세상에서

유일무이(唯一無二)한 존재다.

내 안에는 훌륭한 그 무엇이 있다.

그것이 무엇인지 찾아야만 한다."

"나의 별"

나를 중심으로 한 다른 별.

내가 누리고 있는 것들은 무엇이 있을까요?

지금의 나를 있게 해준 것은 무엇일까요?

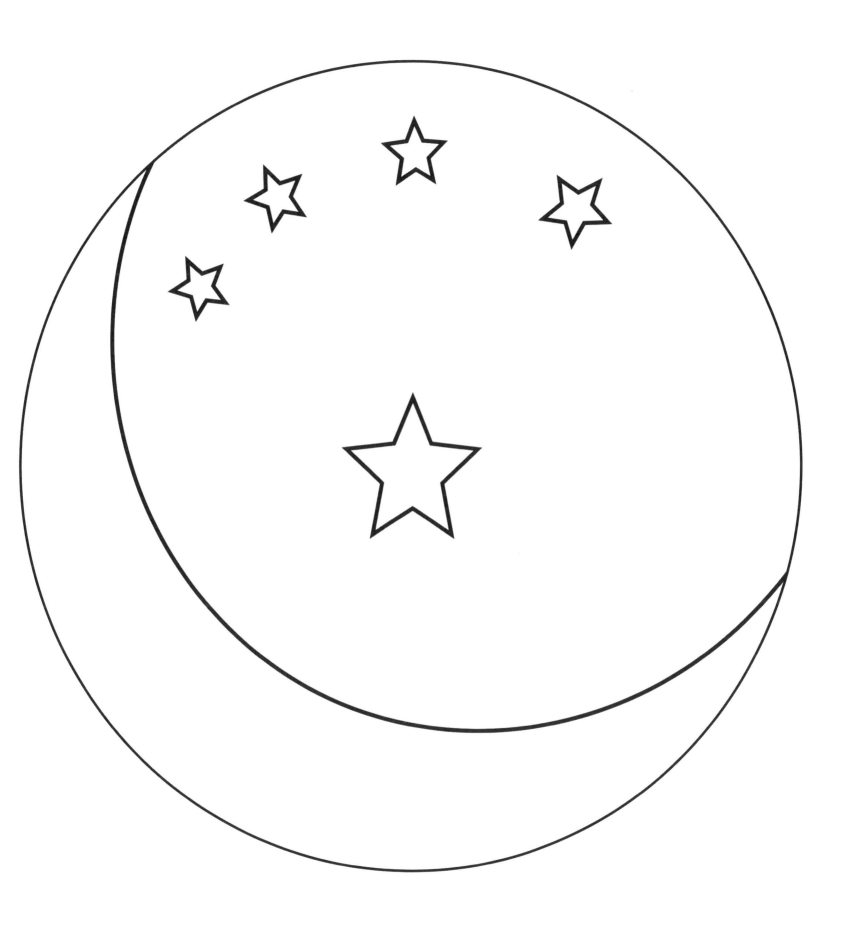

[상징] 오각별

원처럼. 끝이 없는 오각형별.

완벽함과 전체성을 뜻한다.

남과 다른 "나"

가장 "나다운 나"는 어떤 모습이라고 생각하나요?

나의 장점과 단점에는 어떤 것이 있을까요?

_____

_____

_____

_____

_____

_____

_____

_____

소중하고 빛나는 "나"
사랑받는 "나"

내 마음에 비친 "나"는 어떤 기억들이 있나요?

나는 자신을 얼마나 사랑하고, 신뢰하고 있을까요?

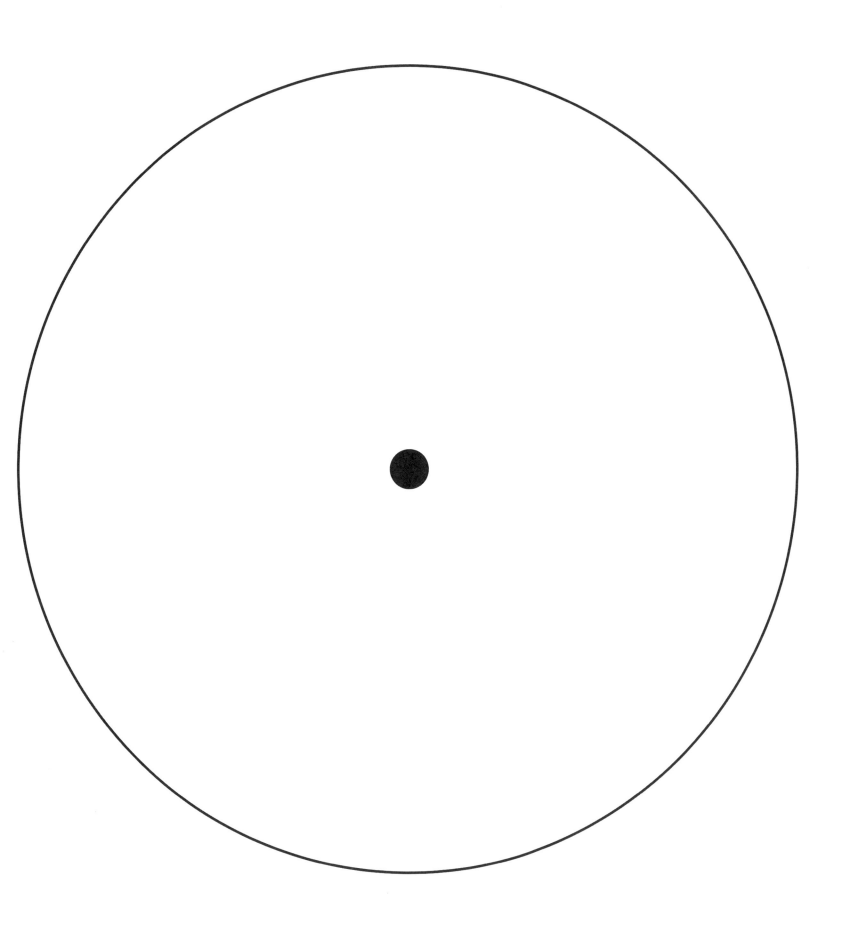

3단계

"나의 길"

내가 가고자 하는 방향은 어디인가?

길을 모르면 물으면 될 것이고,

길을 잃으면 헤매면 그만이다.

중요한 것은

나의 목적지가 어디인지

늘 잊지 않는 마음이다.

〈한비야〉

내가 원하는 길.

목적지를 향한 여정은 시작되었습니다.

나는 왜? 이 길을 가고자 하나요?

_____

_____

_____

_____

_____

_____

_____

_____

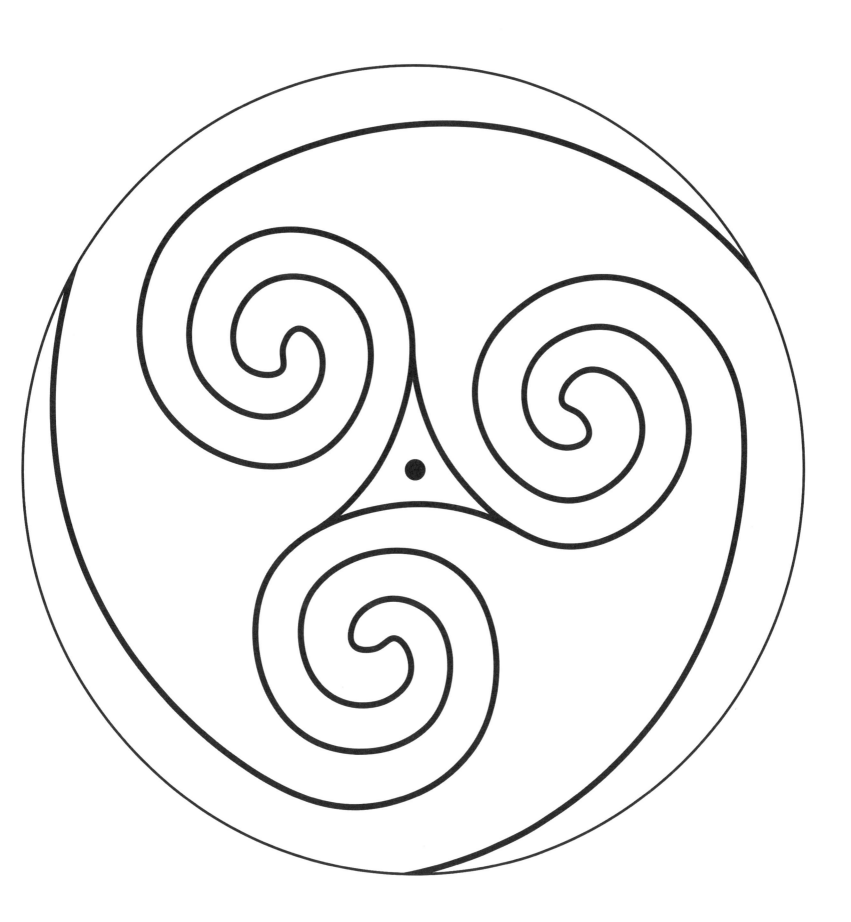

[상징] 나선형

강력한 역동성의 상징으로

창조의 힘을 의미한다.

나는 어떤 사람이 되고자 하나요?

내가 원하는 모습은 어떤 모습일까요?

그 이유들을 구체적으로 적어보세요.

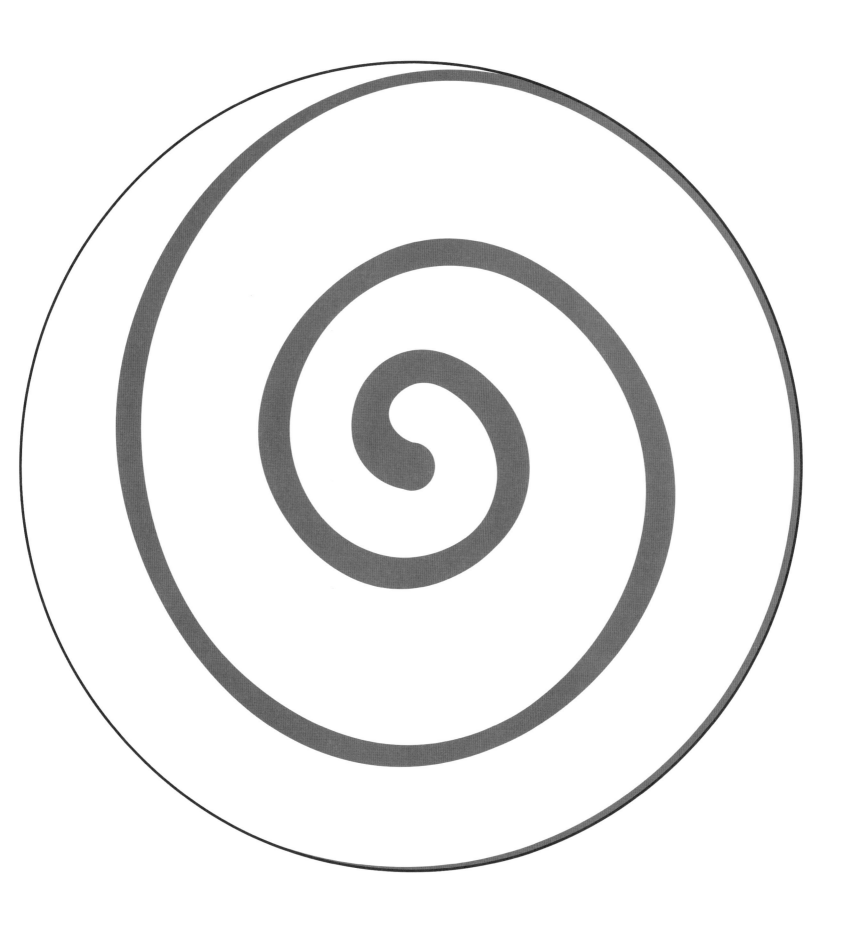

어두움이 짙게 내려앉는

깊숙한 숲으로 들어가자.

그곳에는 길이 정해져 있지 않다.

"내가 선택한 길"

그 목적지와 목표를 위해서
준비해야 할 것들은 무엇이 있을까요?

계획과 실천에 대해서 구체적으로 써보세요.

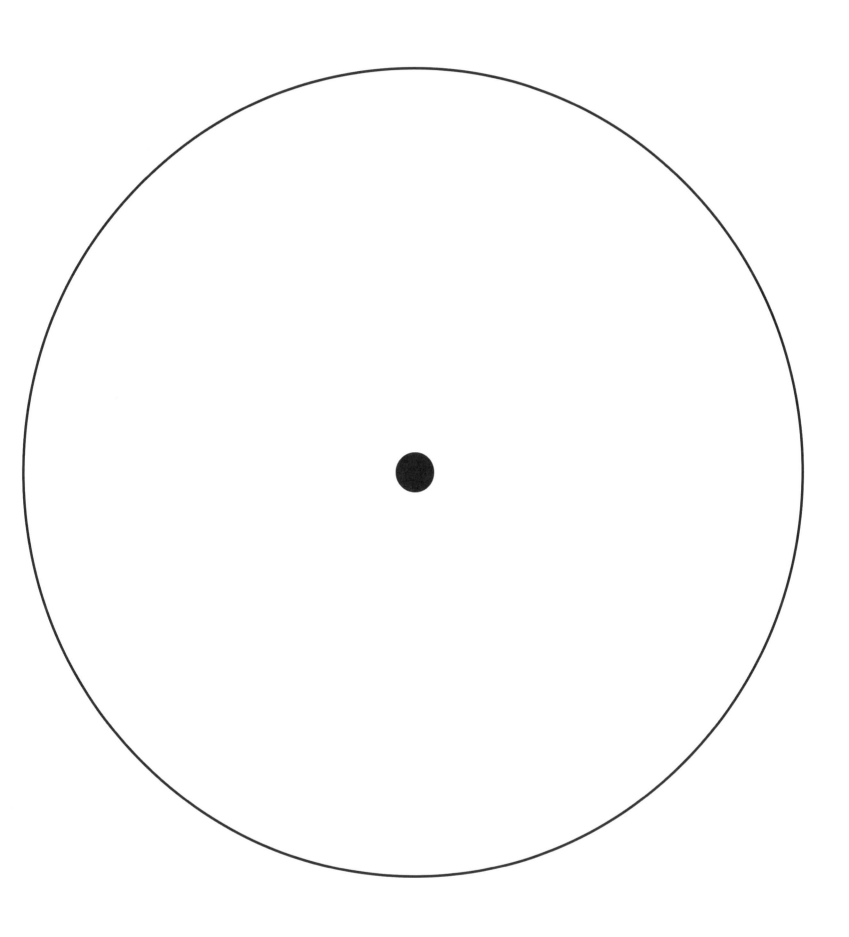

4단계

또 다른 "나"

변화한 나의 모습을 상상해본다면?

새로운 시도

● 변화된 나의 삶

어떤 생각과 생활을 하게 될까요?:

목표를 이루기 위한 삶의 태도에는 어떤 것이 있을까요?

_____

_____

_____

_____

_____

_____

_____

_____

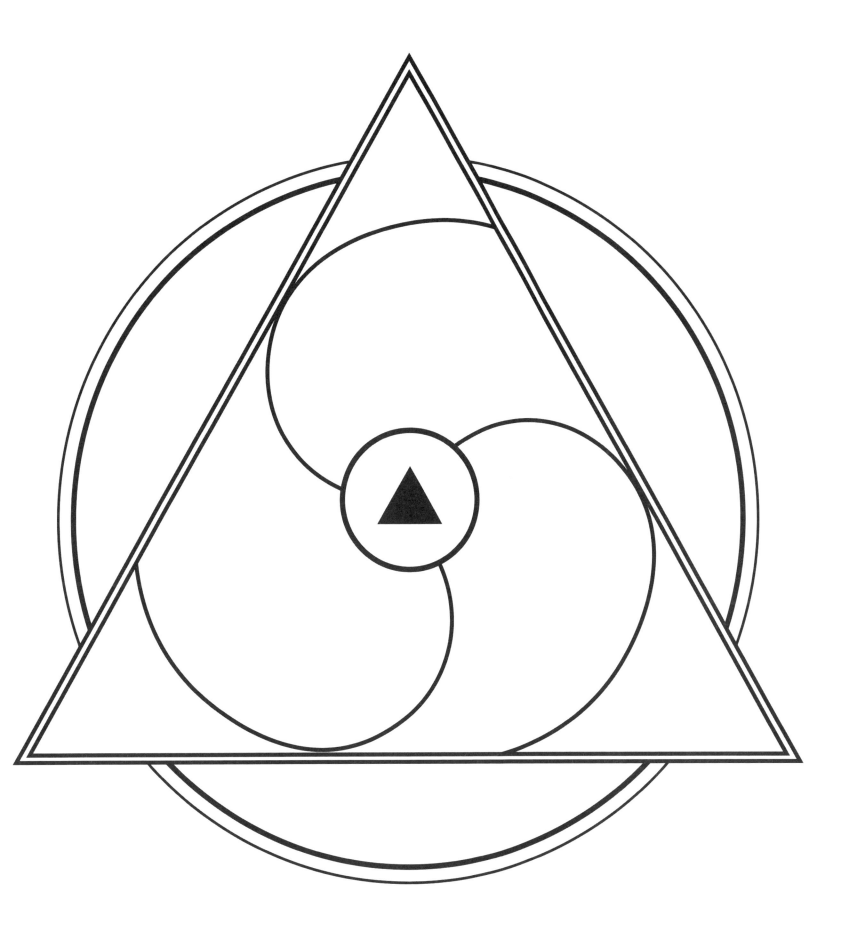

THE FUTURE IS NOW

미래는 바로 지금.

⟨Jiddu Krishnamurti⟩

생각만 하지 말고,

지금 당장 실천해보는 것은 어떨까요?

내가 당장에 할 수 있는 일들을 적어보세요.

1. _____

2. _____

3. _____

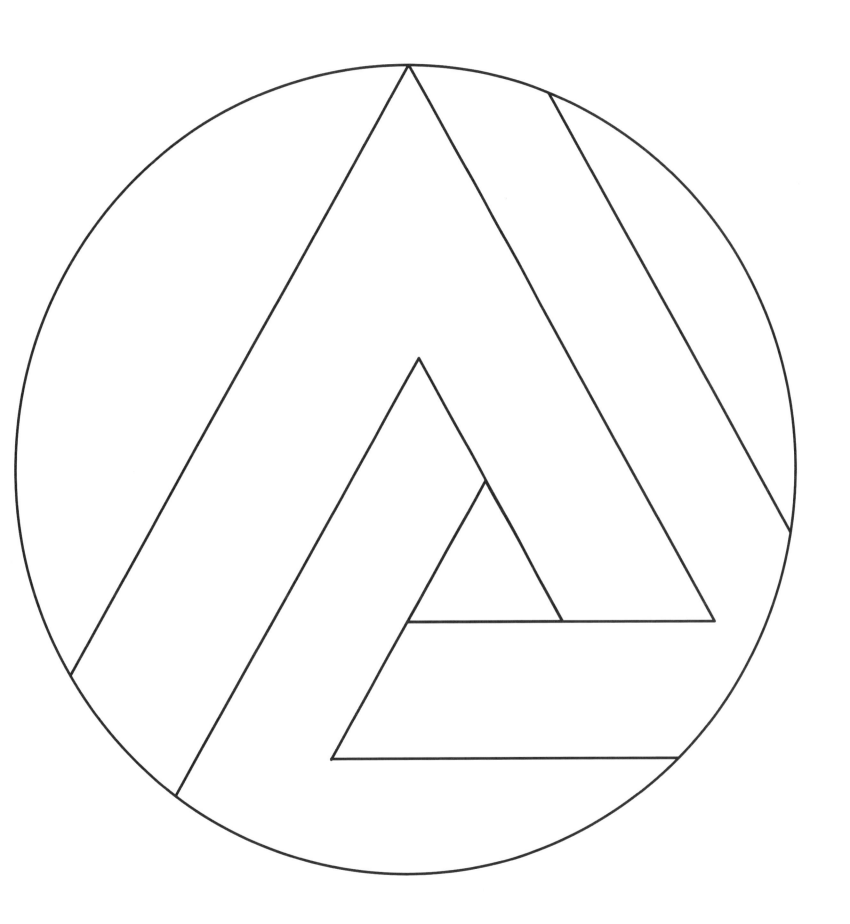

새로운 것의 창조는 지능이 아니라

내적 필요에 의한 놀기 본능을 통해 달성된다.

창의적인 사람은 자신이 사랑하는 것을

가지고 놀기 좋아한다.

〈C. G. Jung〉

나를 힘들게 하는 "습관"

나를 행복한 미래를 이끄는 "습관"

어느 것을 선택할까요?

지금의 선택은 미래에 어떠한 영향을 미칠까요?

10년후

20년후

30년후

4-3

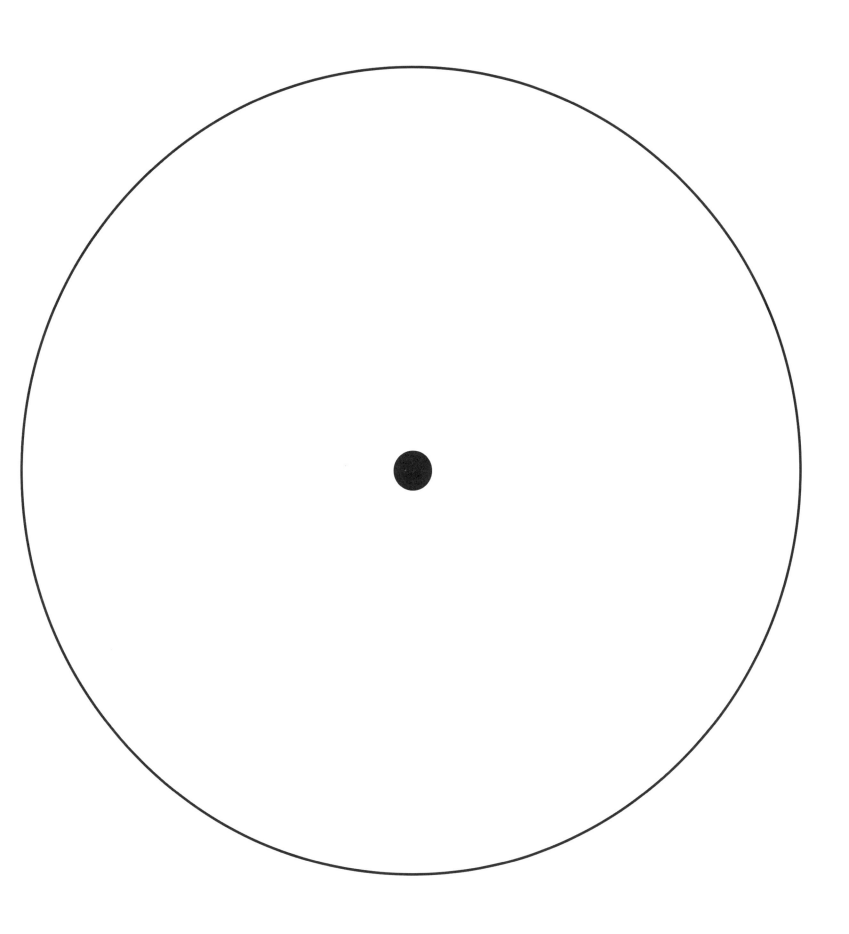

5단계

"나의 성장"

그로 인한, 불안 · 갈등의 대립을

견딜 수 있다면?

길을 가다 보면,

커다란 구렁을 만날 것이다.

있는 힘껏 뛰어넘어라.

보이는 것만큼 그렇게 넓지 않을 것이다.

〈Joseph Campbell〉

분리하세요!

과거의 나와 지금의 나.

미래의 불안, 두려움을 느끼나요?

그것은 어디에서부터 오는 걸까요?

내면의 감정들을 적어보세요.

내 안에는 여전히 서툰 내가 있다.

- 어제의 나

- 오늘의 나

- 내일의 나

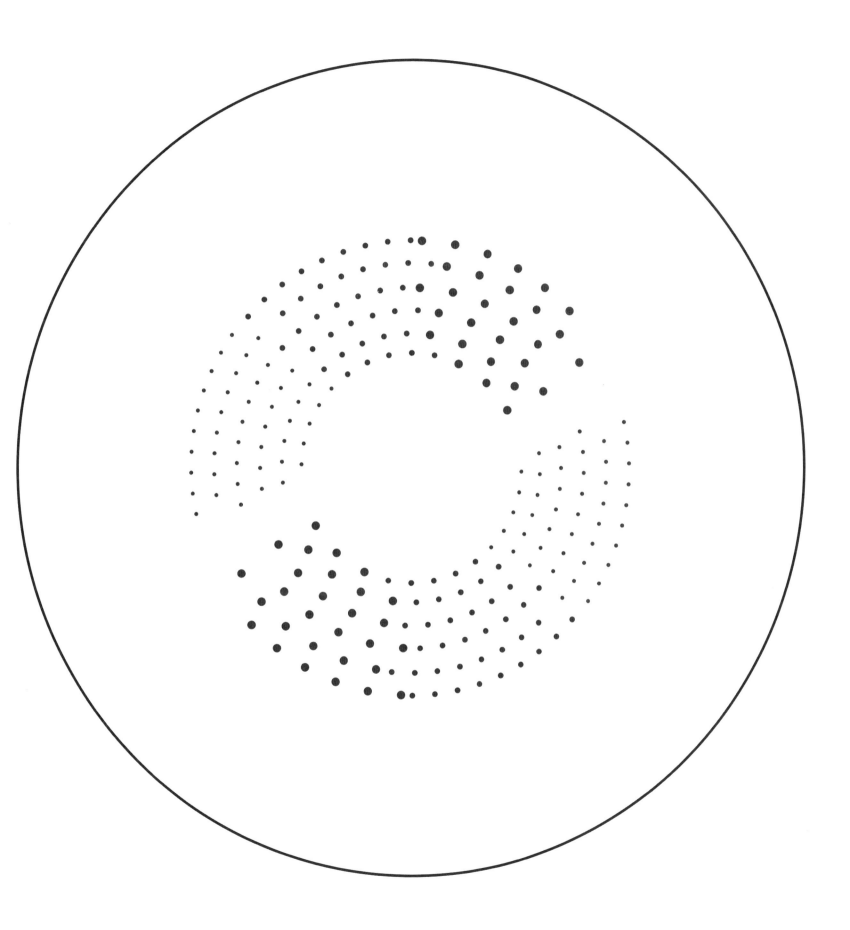

두려움을 추구할 때

우리는 성장한다

⟨C. G. Jung⟩

● 그 감정은 지금 나에게 어떤 영향을 주는가요?

   또한,

● 그러한 것들이 Why? 생기는 것일까요?

그러한 감정들을 한 발 떨어져 다른 사람이 되어서 바라보세요.

무엇이라고 말을 해주시겠습니까?(무슨 말을 해줄까요?)

_____

_____

_____

_____

_____

_____

_____

_____

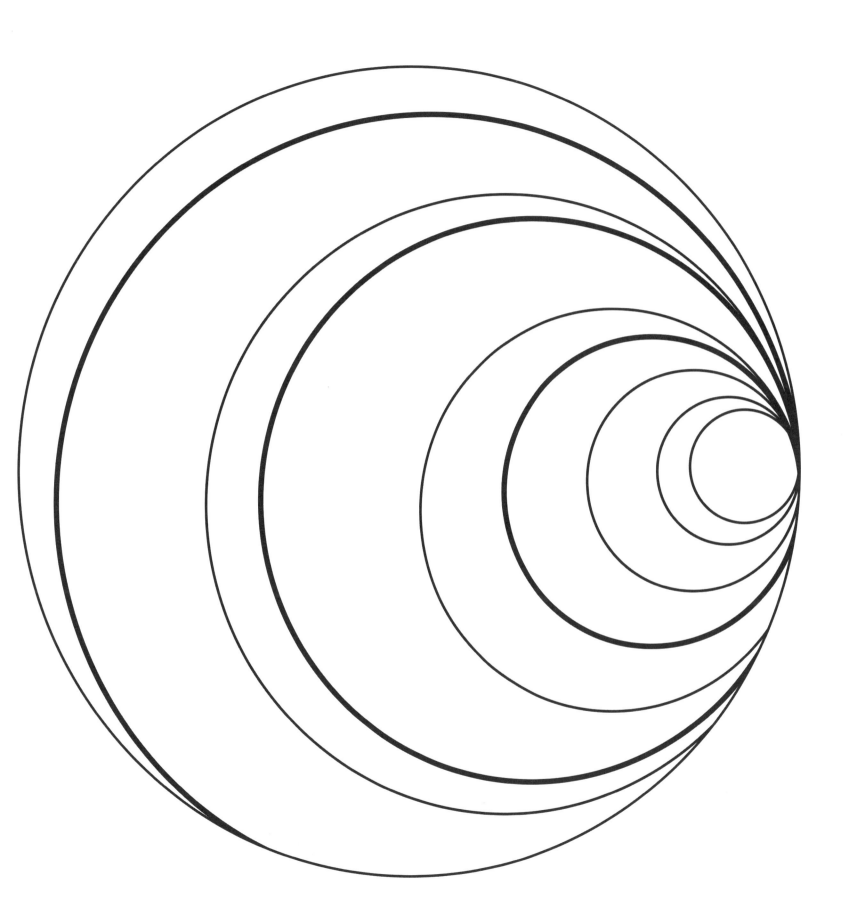

당신이 들어가기를

두려워하는 동굴 속에

당신이 찾는 보물이 숨겨져 있다.

⟨Joseph Campbell⟩

용기(勇氣)를 가지고,
나에게 말해주세요.

넌 할 수 있어!

_____

_____

_____

_____

_____

_____

_____

_____

부쩍 성장한 나를 상상하며 5-3을 작업해보세요.

_____

_____

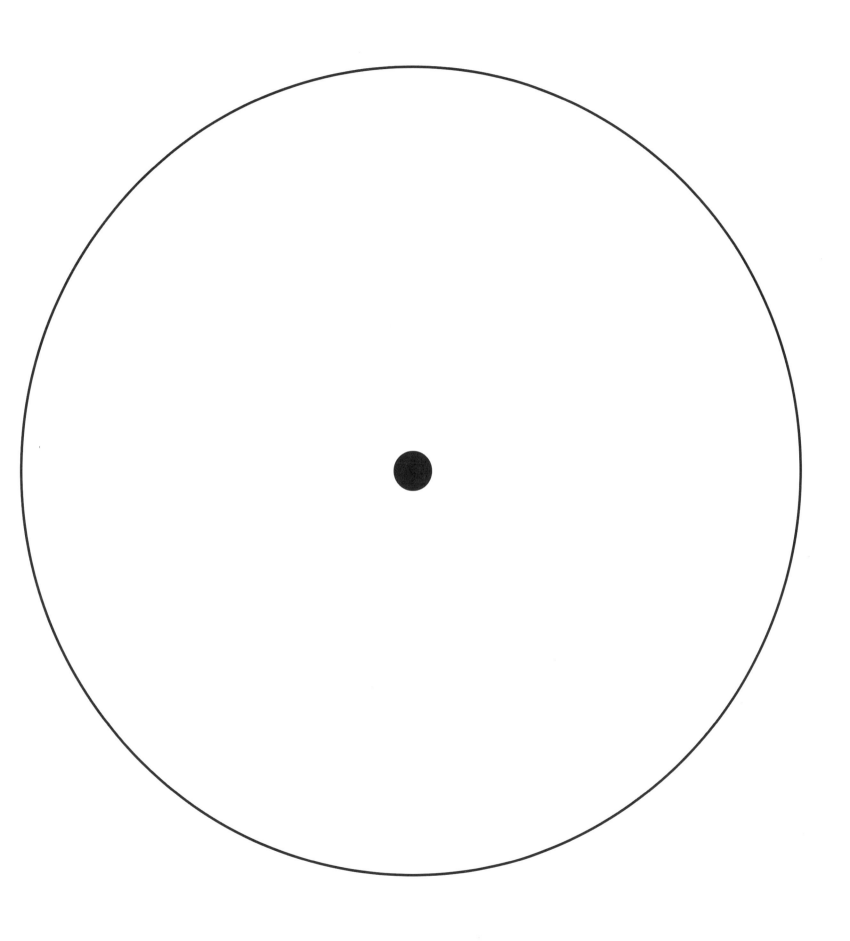

6단계

"진짜 나"

진짜 나는 누구인가?

고통을 이겨냄으로써 강한 영혼을

가지게 되는 것이다.

그렇기에

훌륭한 사람에게는 많은 상처의 흔적이

있는 것이다.

Why

왜? 내 마음은 하나가 아닐까요?

진짜 나는 누구일까요?

남에게 보여지고 싶은 마음,

남에게 감추고 싶은 모습에 대해 어떻게 다른지 글로 써보세요.

_____

_____

_____

_____

_____

_____

_____

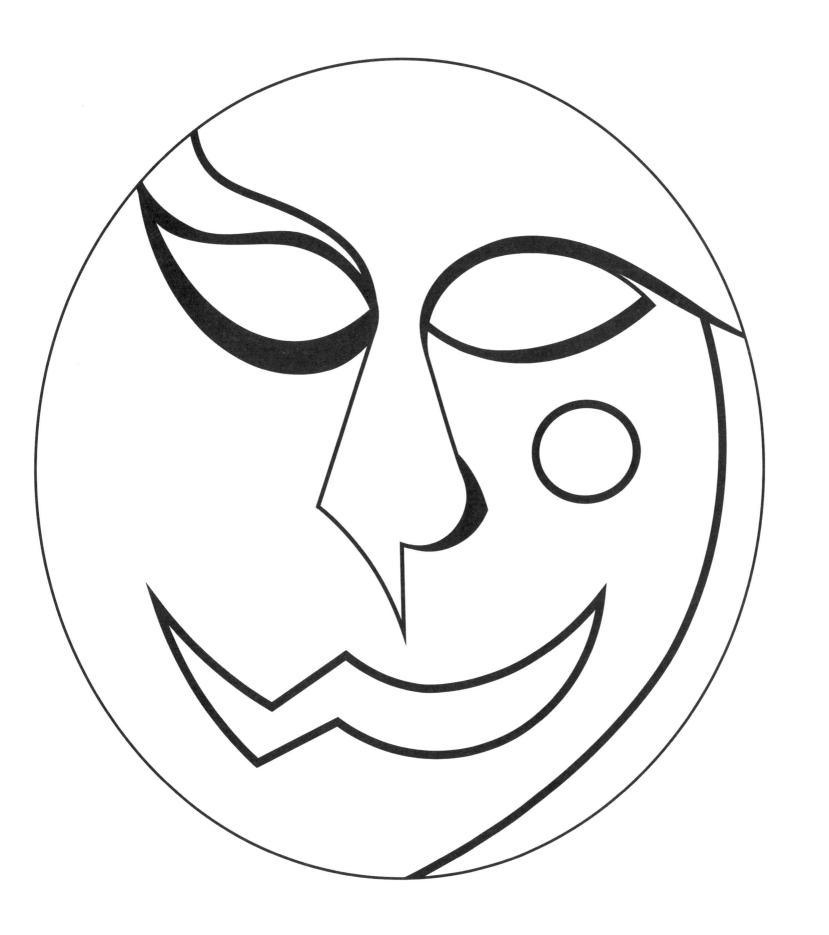

사람은 빛의 모습을

추구한다고 밝아지는 것이 아니다.

어두움을 의식해야 밝아진다.

〈C. G. Jung〉

믿음과 용기를 잃지 마.
너와 나는 다르지만,
'서로 연결된 우주야!
"I need you!"

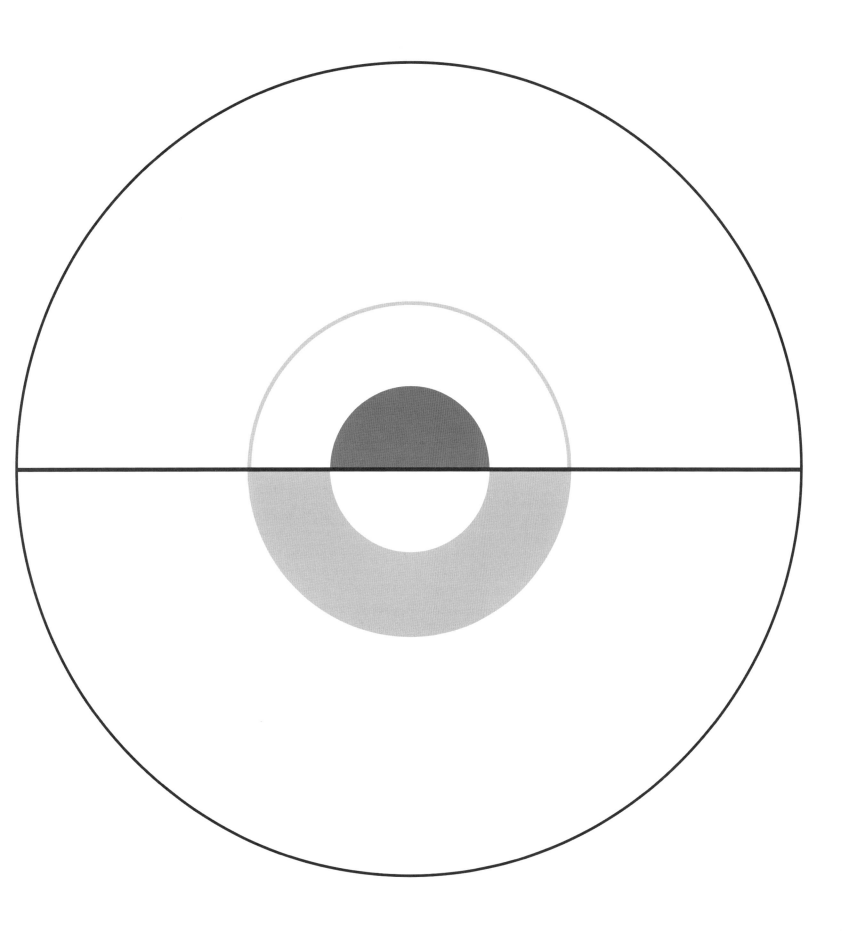

내가 받아들이지 않으면,

아무것도 바꿀 수 없다.

〈C. G. Jung〉

I am me and I am okay.

나는 나이다. 나는 나대로 괜찮다.

〈Viginia satir〉

진심으로 되고 싶은 "나"는?

_____

_____

_____

_____

_____

_____

_____

_____

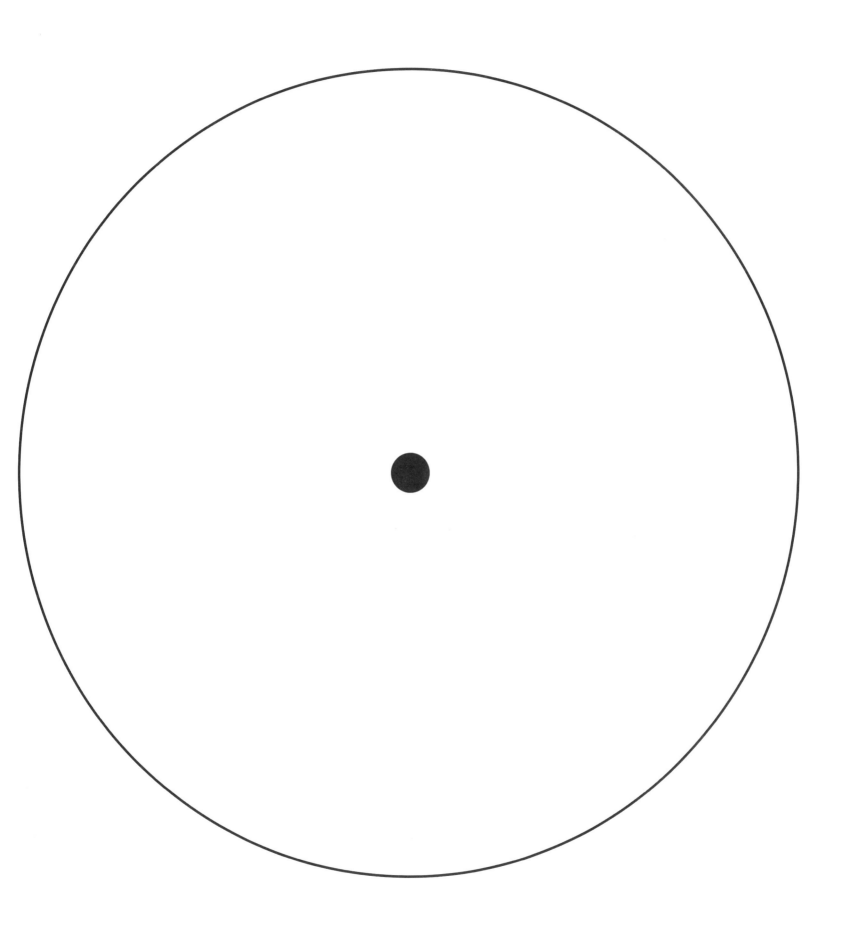

7단계

'나에게 필요한 것'

어떻게 삶에 맞설 수 있을까?

권리는

그것을 지킬 "용기(勇氣)"가 있는

자에게만 주어진다.

〈Roger Boldone〉

내 인생의 주인(主人)은 바로 나!

그러나 목표를 이루는 과정에서 우리는 장애물을 만납니다.

끝까지 밀고 나갈 수 있는 힘이 나에게 있을까요?

어떻게 헤쳐 나갈까요?(각오)

_____

_____

_____

_____

_____

_____

_____

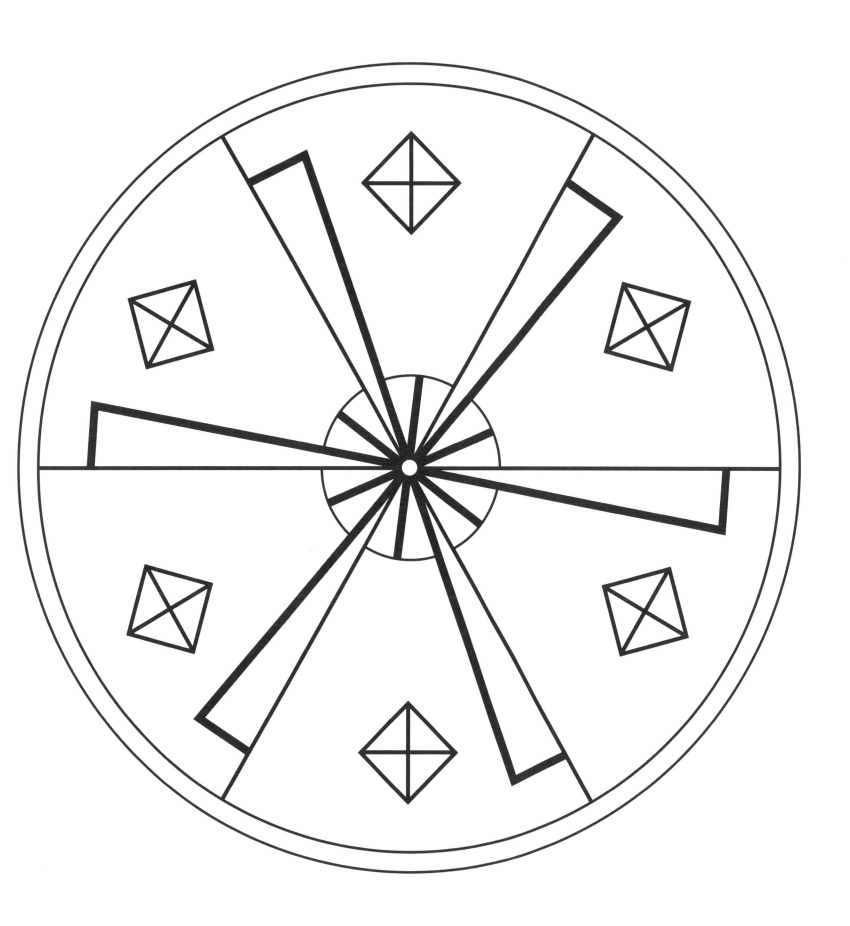

참된 용기는

약한 마음과

저돌성의 중간에 있다.

　　　〈Cervantes〉

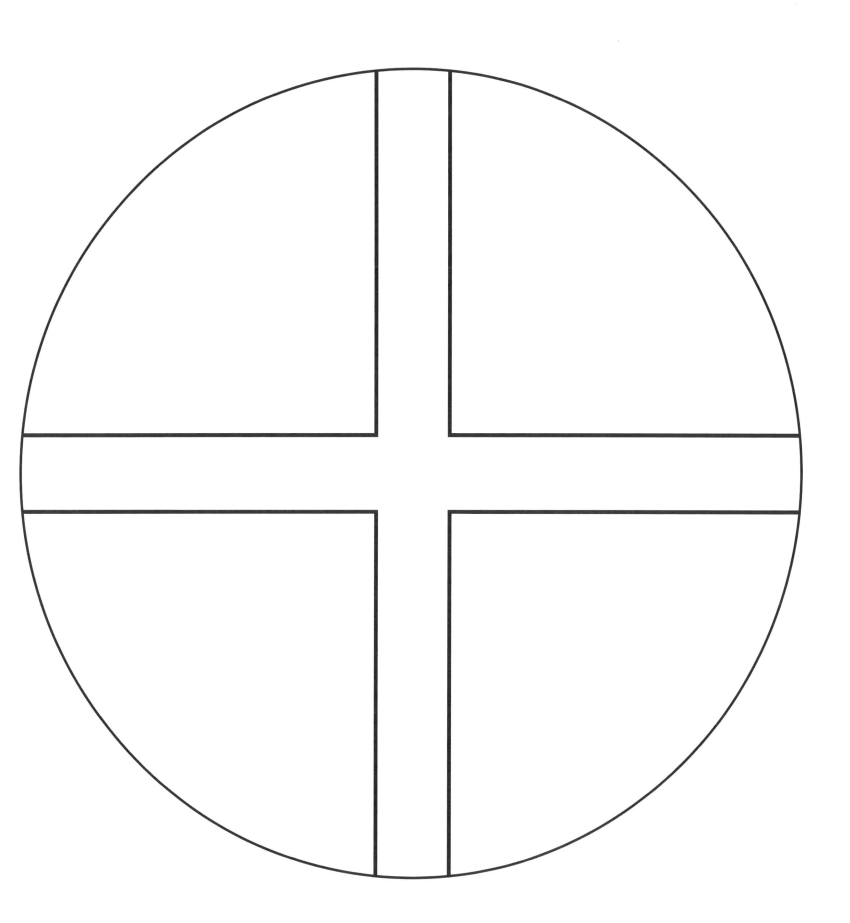

우리에게 최대의 영광은

한 번도 실패하지 않는 것이 아니라

실패할 때마다 일어서는 데 있다.

〈孔子〉

지치고, 불안할 때 나에게 뭐라고 위로(慰勞)해줄까?

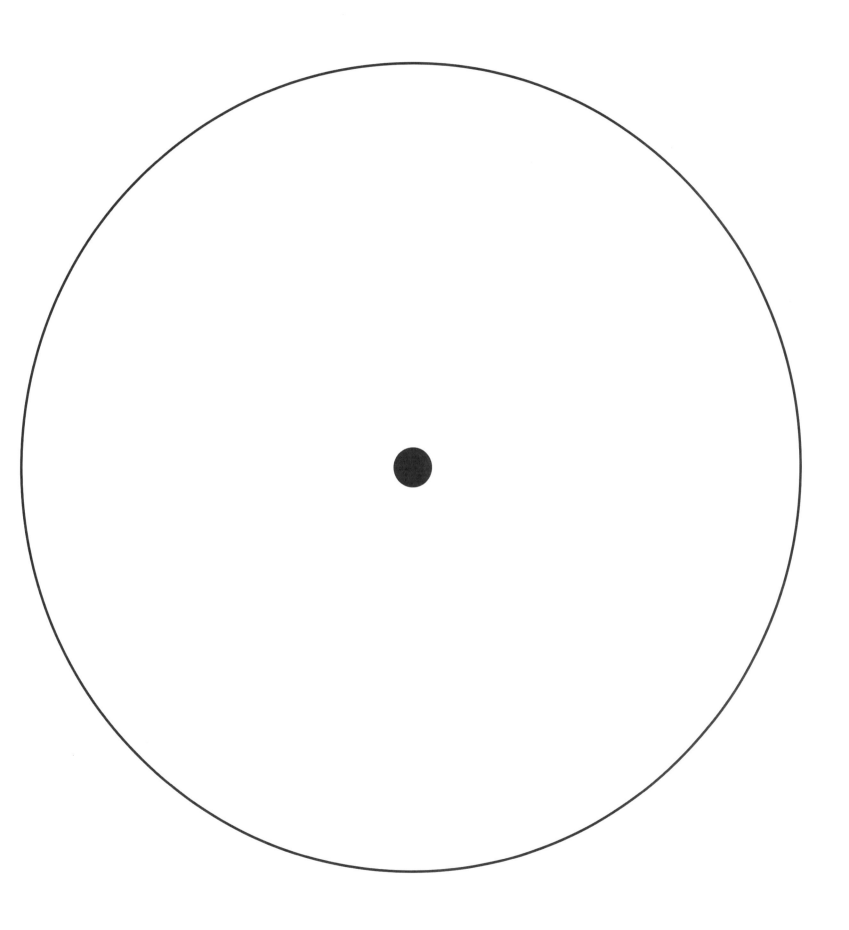

8단계

자기 확신.

나를 온전히 인정하기!!

삶이란

자기 자신이 부여하는 의미

이 밖에는

아무런 의미가 없다.

⟨Erich Seligmann Fromm⟩

삶의 주인공으로 사는 삶

삶의 의미를 찾는 세 가지 방법

첫째, 무엇인가를 창조하거나 어떠한 "일"을 하는 것.

둘째, 사람과 관계를 맺거나 "사랑"하는 것.

셋째, "시련"을 받아들이고 이겨내는 것.

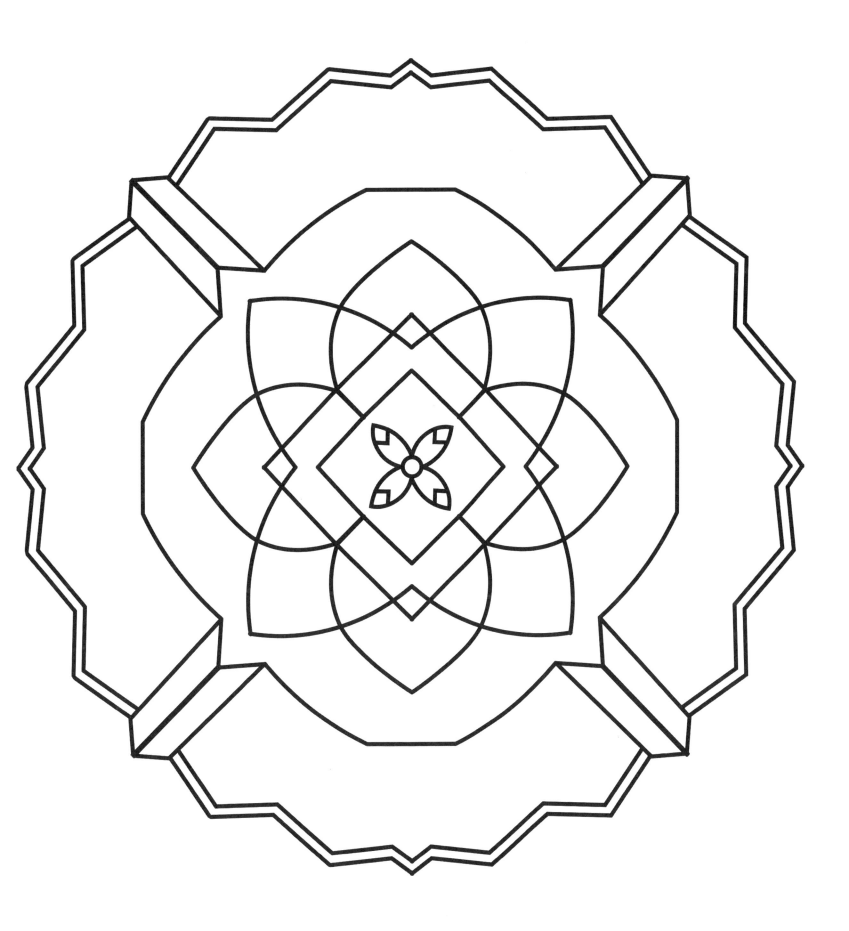

자기 수용

"나"를 "나"로 있는 그대로 받아들이는 것.

나는 있는 그대로의 나를 받아들인다.

나는 내 운명의 주인이다.

나는 중요한 사람이고,

나는 나를 사랑하고,

나 자신을 믿는다.

그렇다면 튼실한 자존감을 갖기 위해서는 무엇을 해야 할까요?

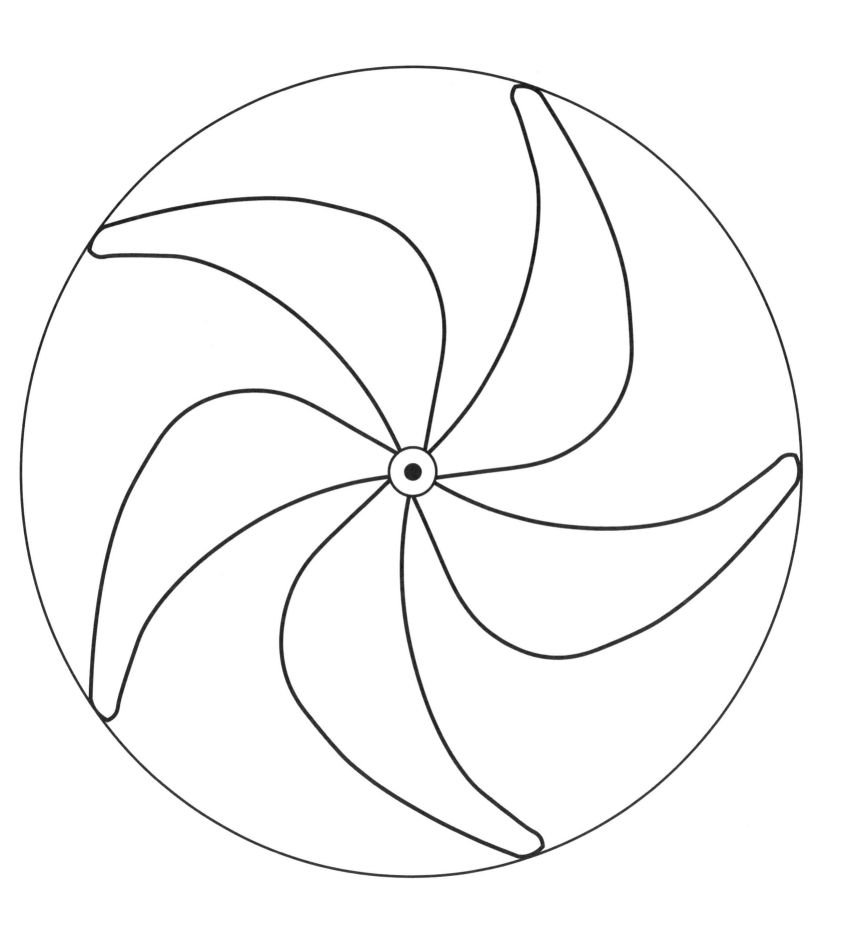

나를 사랑해줘!

나는 사랑받기 위해 태어난 사람입니다.

* Bucket list를 작성하세요.

_____

_____

_____

_____

_____

_____

_____

_____

이 모든 것을 이루었을 때의 느낌을 작성해보세요.

어떤 느낌인가요?

_____

_____

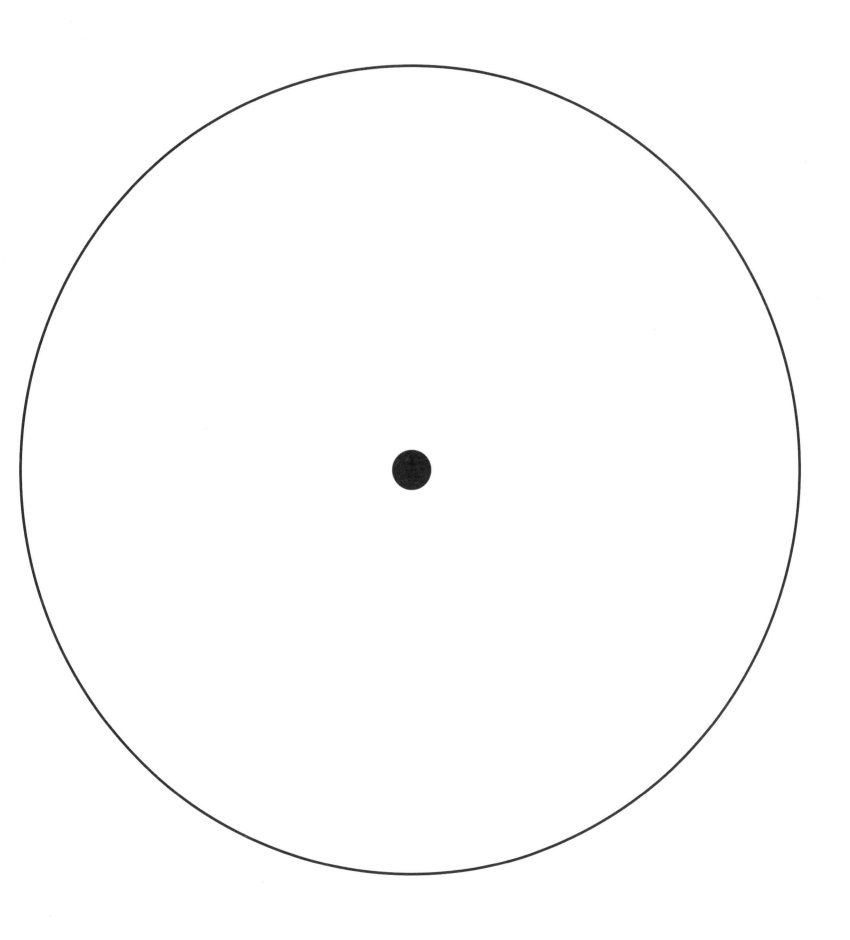

9단계

성숙한 "나"

나는 자신을 얼마나 존중하는가?

인격의 성숙은 자기의

의식에 부족한 것을

찾아 보완하는 것이다.

〈C. G. Jung〉

Rogers, 성숙이란?

- 자신을 수용하고,

- 긍정적 삶의 태도를 가지고,

- 주체적인 자신의 삶을 만들어가고,

- 자신을 신뢰하고, 소중히 여기는 것이라고 했습니다.

나는 어떠한가요?

_____

_____

_____

_____

_____

_____

_____

_____

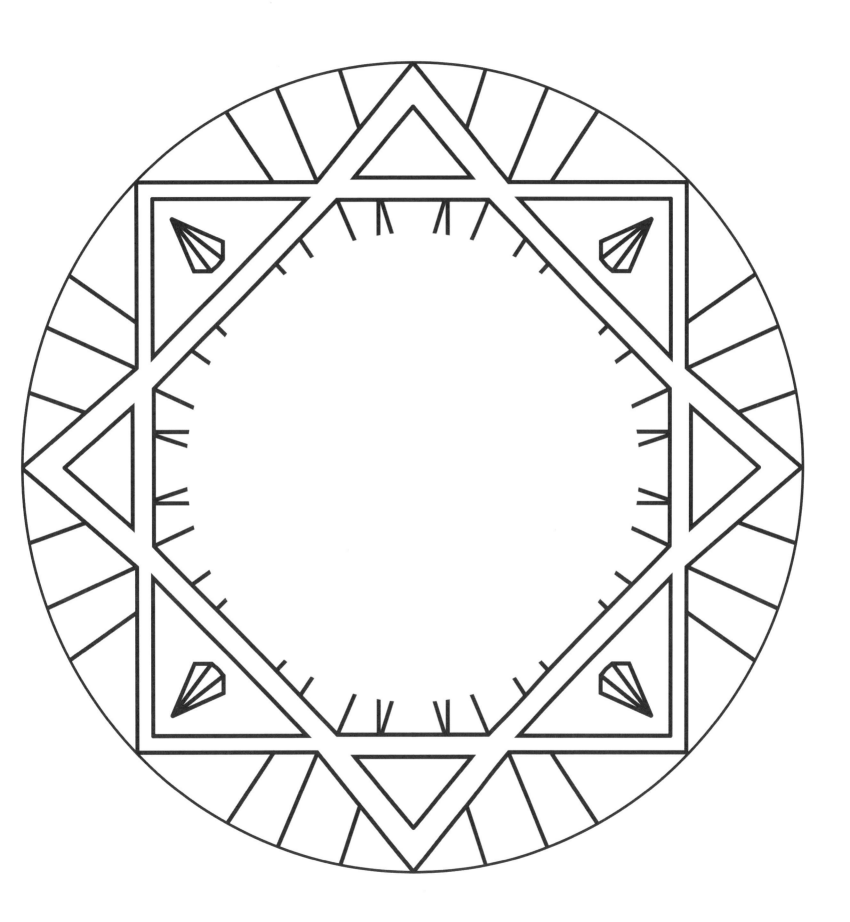

[상징] 숫자 6은

창조가 이루어진 날을 지칭한다.

6은

신의 창의적인 힘과 관계되며

주사위는 육면체로 완벽하게 대칭된다.

No를 거꾸로 쓰면

On이 된다.

모든 문제는 반드시 문제를 푸는 열쇠가 있다.

〈Normon Vincent Peale〉

현재 나에게서

No를 On으로 바꿀 수 있는 문제 세 가지를 써보세요.

_____

_____

_____

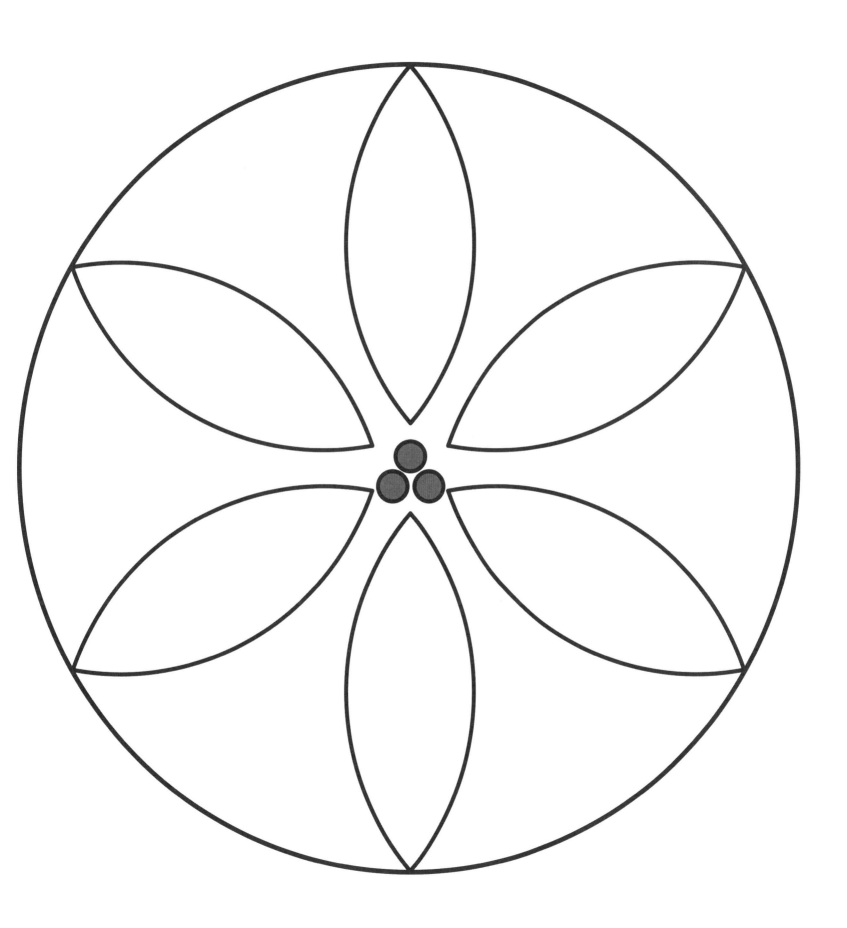

성숙하다는 것은 다가오는

모든 생생한 위기를

회피 않고 마주하는 것을

의미한다.

〈Fritz Kunkel〉

● 당신 자신은 하나의 에너지입니다(생각, 감정, 느낌).

● 내가 가진 힘에는 남과 다른 것, 어떤 것이 있을까요?

기꺼이 "미움받을 용기"를 내어볼 수 있는 그 무엇이 있을까요?

_____

_____

_____

_____

_____

_____

_____

_____

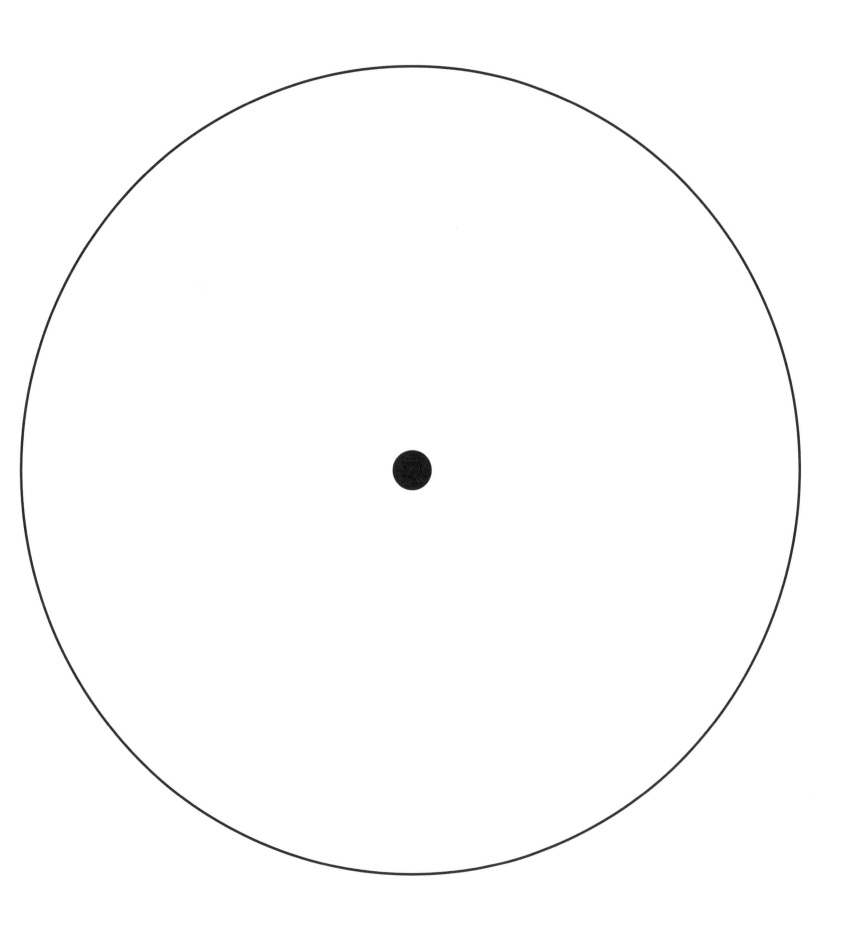

10단계

이전의 "나"를 놓아주기.

새로운 삶을 위해 보내주고,

받아들이는 것!

새는 알을 깨고 나온다.

알은 세계(世界)다.

태어나려는 자는

한 세계를 파괴해야만 한다.

〈Hermann Hesse〉

이미 당신 안에 준비되어 있으며,
'이제 당신이 말해주기만을 기다리고 있습니다:

10-1을 작업하고,

느낀 점을 적어보세요.

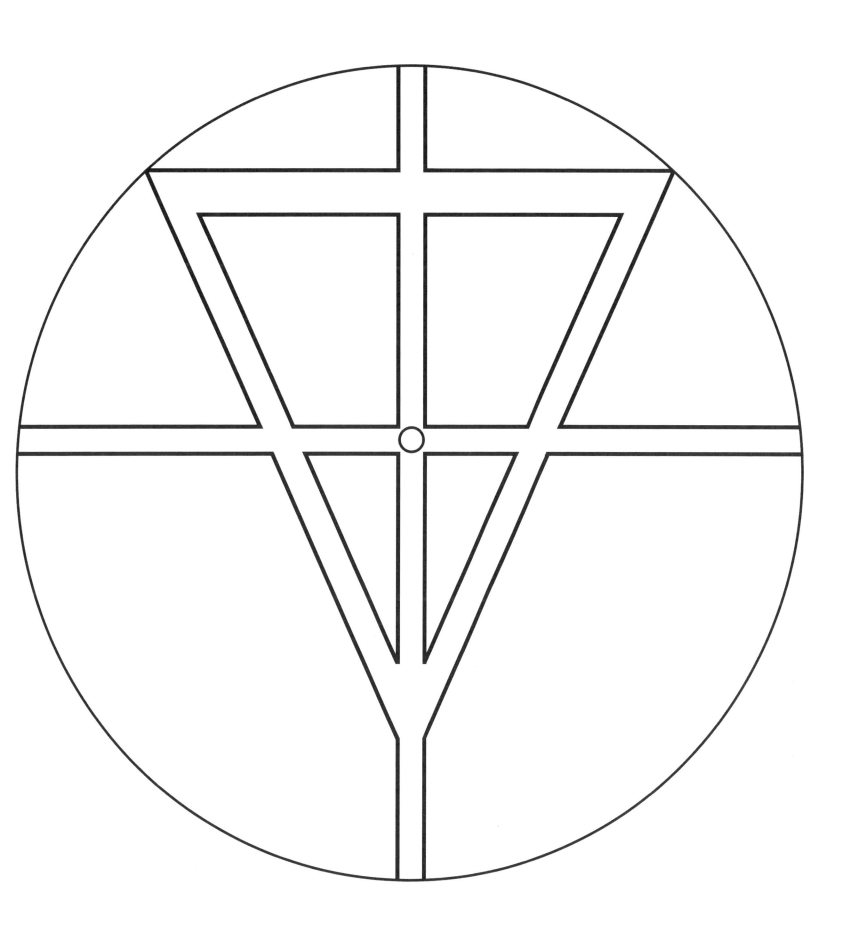

"Live, Love,
Laugh, Learn"

우리 자신의 깊은

내면에 있는 진정한 안식처로 이끌어줄 것입니다.

나 자신을 믿고,

놓아주세요.

10-2 작업 후에 "제목"을 지어보세요.

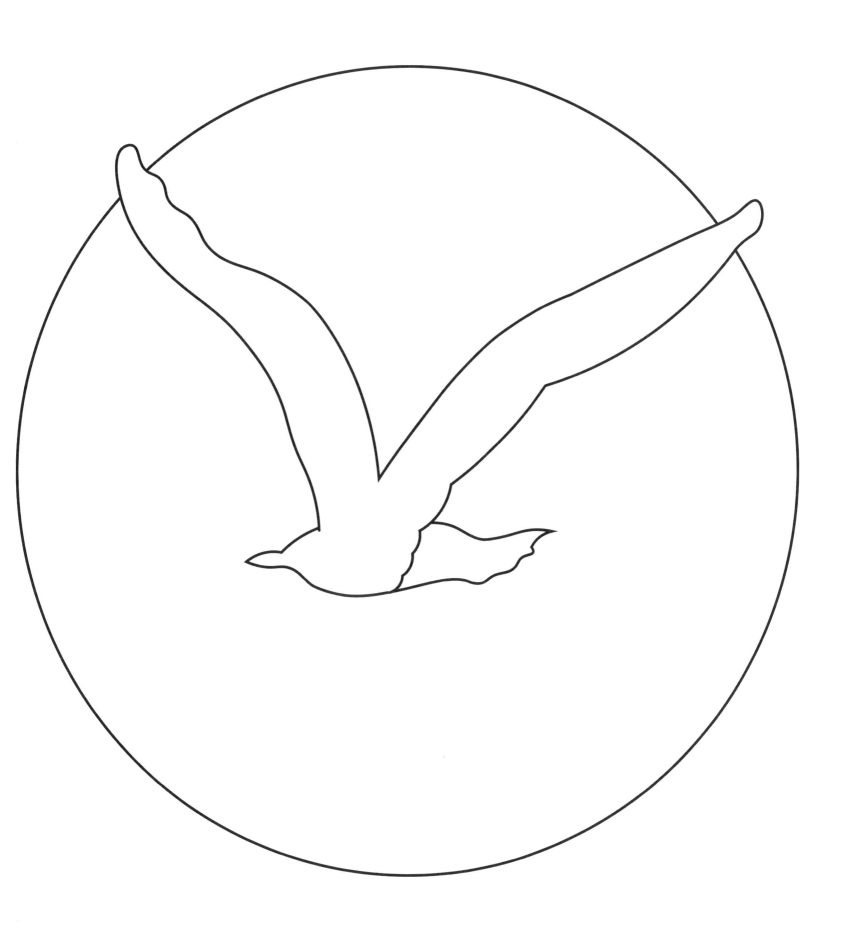

행복은 당신의 생각과 말과

행동이 조화를

이룰 때 찾아온다.

⟨Mahatma Gandhi⟩

자기 발견의 고통과 기쁨을 느껴보세요.

10-3 무한한 나를 생각하고,

　　　작업하고, 그 느낌을 적어보세요.

_____

_____

_____

_____

_____

_____

_____

_____

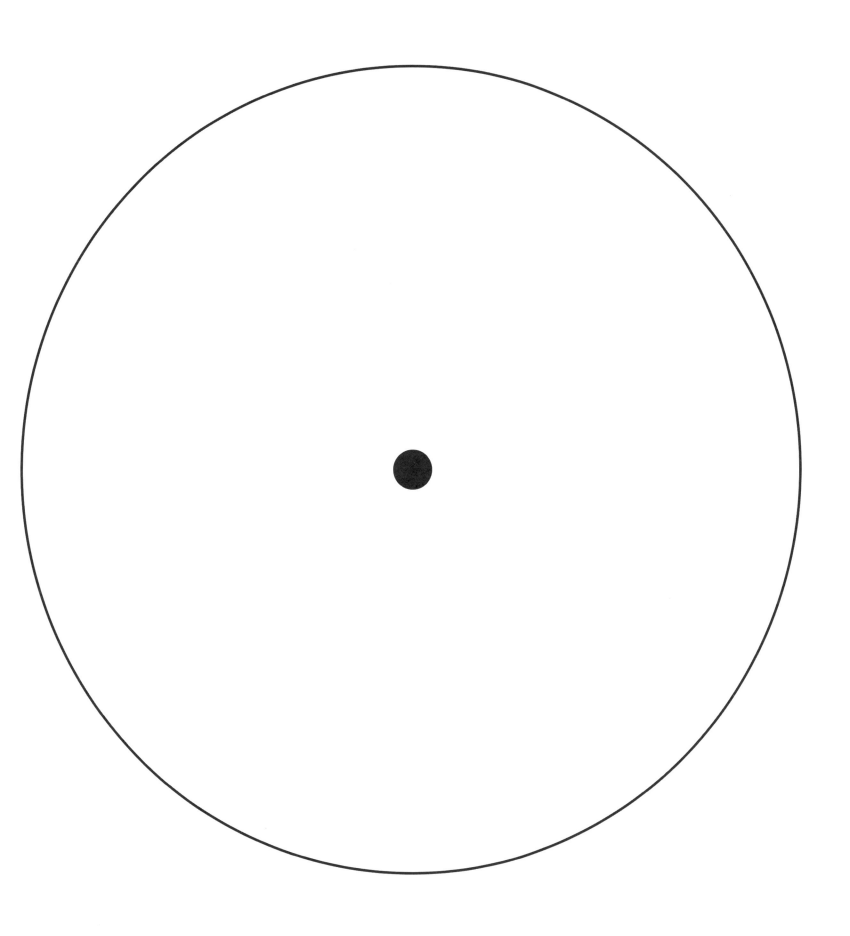

11단계

"자기다움"

새로이 나에 대해서 발견한 것들은?

"정체성(Identity)"

내가 누구인지,

나만의 색깔이 무엇인지,

나만의 소리가 무엇인지를 아는 것,

그것이 정체성이다.

변화를 시도해볼 준비가 되었는가요?

"나다움"에는 어떤 특징들이 있을까요?

_____

_____

_____

_____

_____

_____

_____

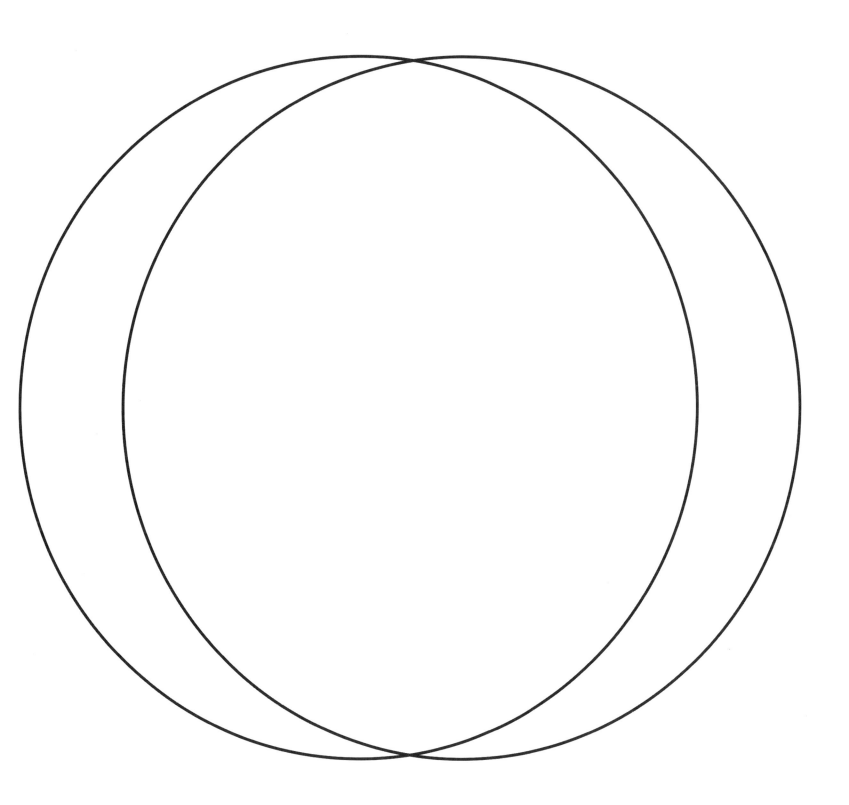

"자신의 삶에 최선을 다해

책임지며 사는 이에게

간섭할 수 있는 사람은 아무도 없다."

워라벨(Work and Life Balance)은
일과 삶의 균형을 말합니다.

1. 나는 얼마나 균형 있는 시간을 보내고 있을까요?

2. 삶에서 가장 많이 투자하고 있는 시간은 어떤 것일까요?

3. 낭비하는 시간 또는 사람 관계에 대해서 생각해본 적은 있나요?

나를 나답게 하는

가치를 찾아 만들어가는 것에는

무엇이 있을까요?

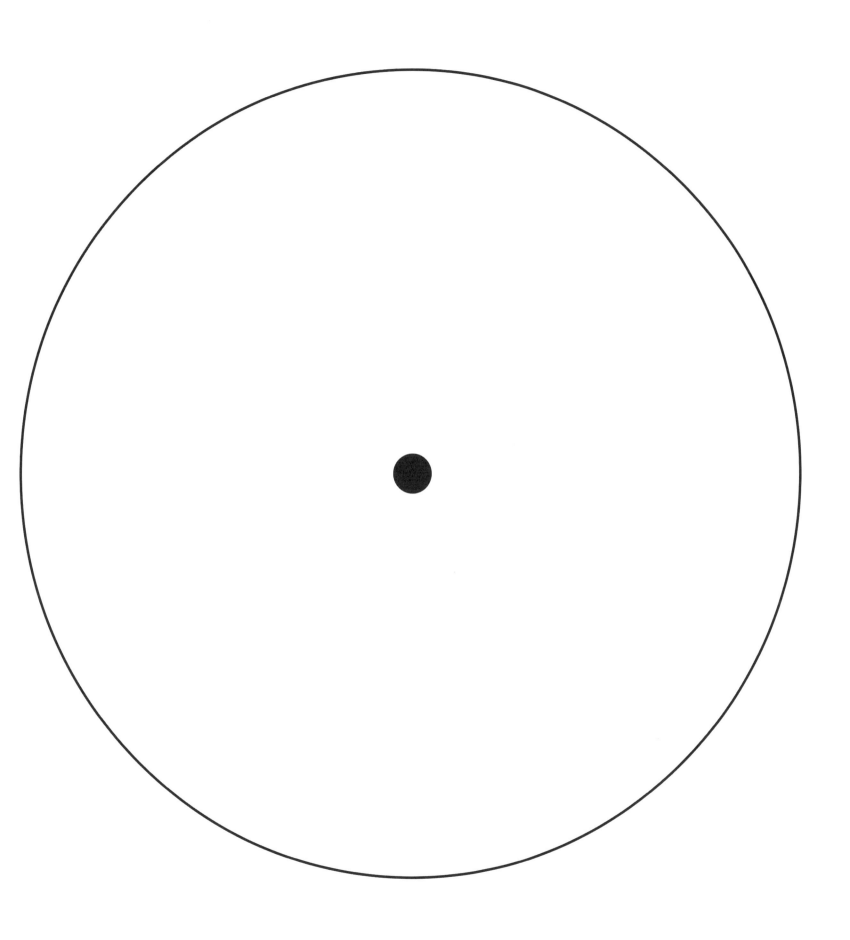

12단계

새로운 탄생

새롭게 변화된 내 모습.

[상징] "Ourboros."

"내게 끝은 곧 시작이다."

새로운 탄생

탈바꿈(Covert)

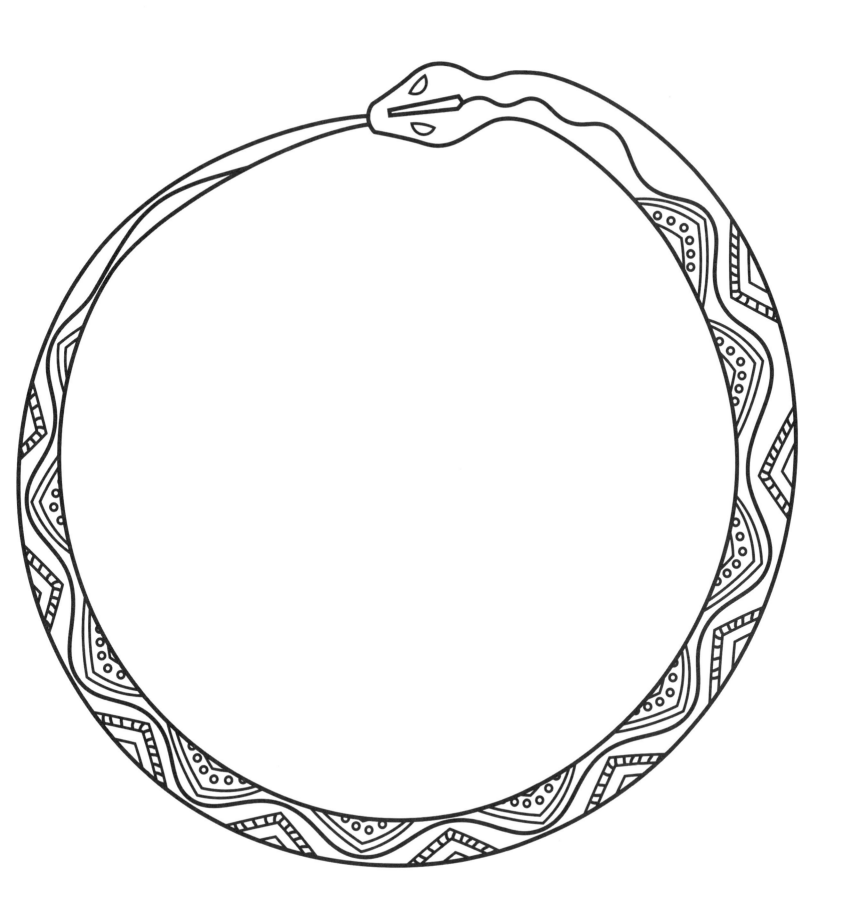

만다라(mandala)는 자기 자신을

총체적으로 보여주는 심리적 표현이다.

〈C. G. Jung〉

마음속 깊은 열망,

내면의 힘이 자라서 현실화되는 과정을 상상하세요.

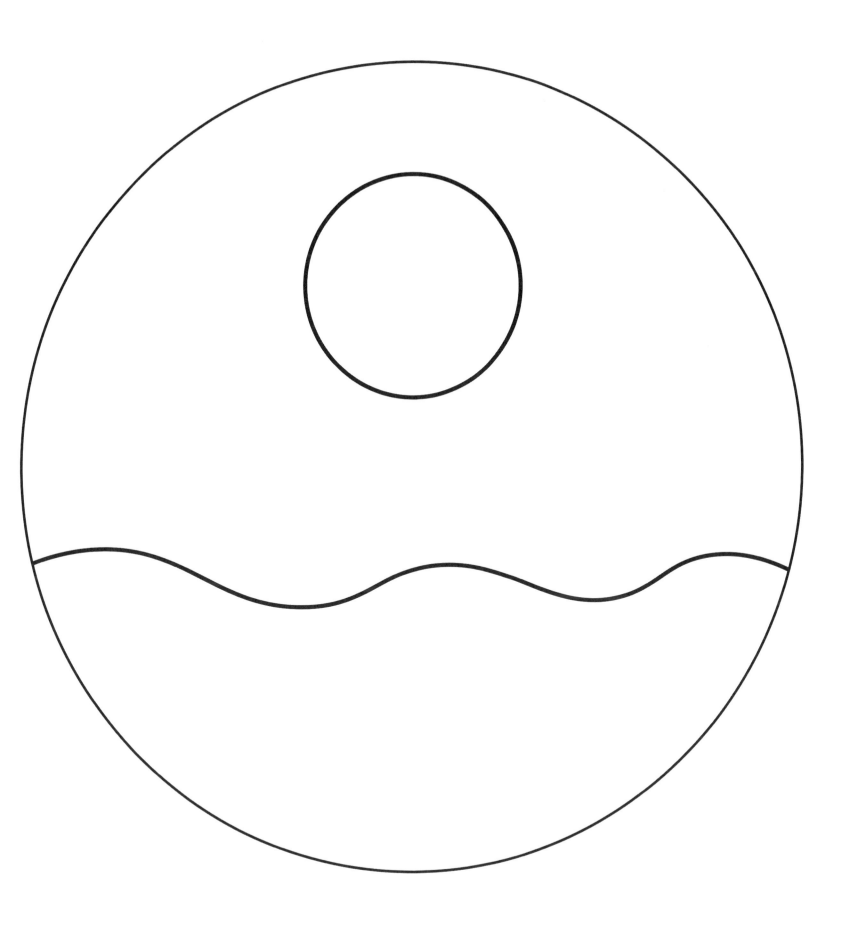

당신은 지금 그대로 아주 멋진 사람입니다!

『Self 3』을 작업하는 동안

자신에 대해서 알게 된 것은 무엇이 있을까요?

_____

_____

_____

_____

_____

_____

_____

_____

_____

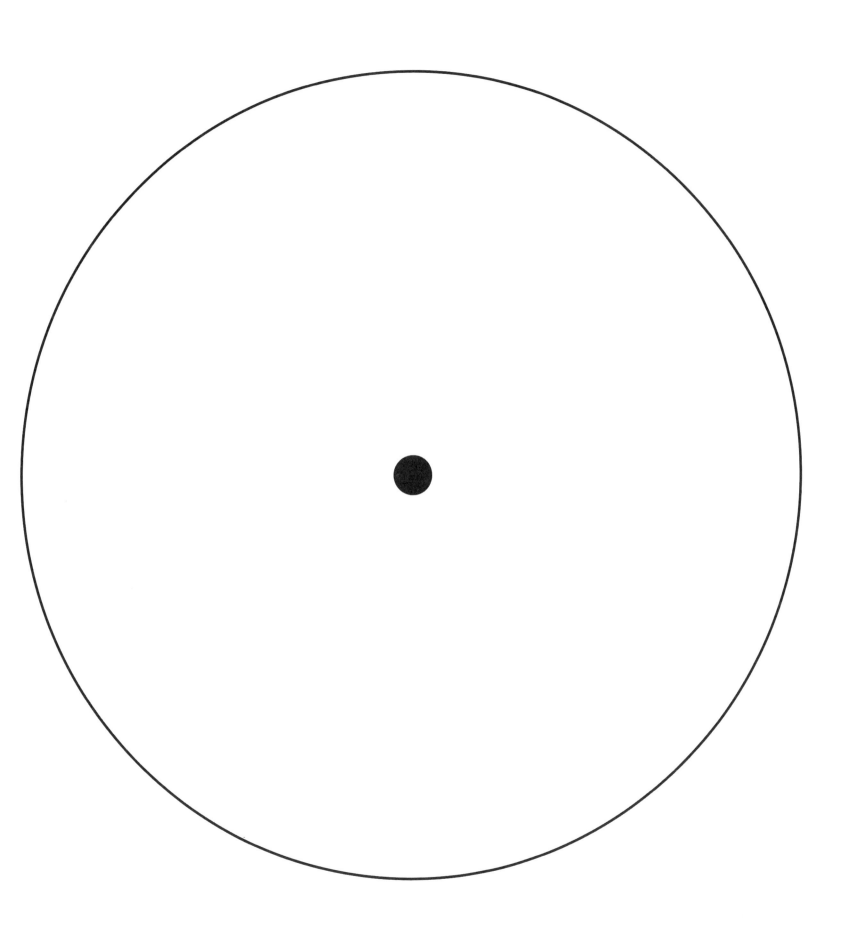

"대극(對極)이 원만하게 융합되고,

의식의 자아(Ego)와 무의식이

균형을 이루어 개인의 독특한 잠재력을 실현한 상태가

개성화(individulation), 즉 '자기(Self) 실현'이다."

〈C.G. Jung.〉

"남을 아는 것이 지혜라면

나를 아는 것은 밝음이요,

남을 이김이 힘이라면,

나를 이김은 강함이다."

〈老子〉

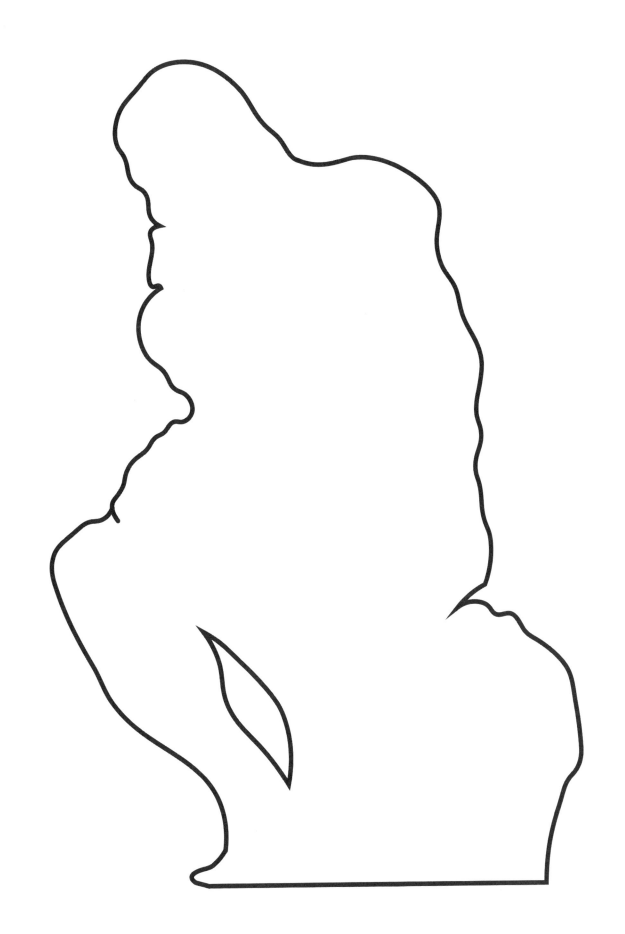

더 읽기

강영계(2012), 청소년을 위한 가치관 에세이, 해냄.

_____(2014), 청소년을 위한 행복론 에세이, 해냄.

_____(2016), 청소년을 위한 가치관 에세이, 해냄.

김명찬(2012), 청소년 스티브잡스처럼, 청림출판.

김현경(2020), BTS 덕분에 시작하는 청소년 심리학 수업, 명진서가.

박선웅(2020), 정체성의 심리학, 21세기북스.

박양희·김지유(2012), 청소년 미술치료, 양서원.

이부영(1999), 그림자(분석심리학의 탐구 1), 한길사.

_____(2001), 아니마와 아니무스(분석심리학의 탐구 2), 한길사.

정여주(2014), 만다라와 미술치료(내적 고요와 자아를 찾아가는 여행), 학지사.

정창현·안광복·한채영·강동길·최원호(2004), Who am I?, 사계절.

한비야(2005), 지도 밖으로 행군하라, 푸른숲.

홍정욱(2003), 7막 7장 그리고 그 후, 위즈덤하우스.

_____(2021), 50 홍정욱 에세이, 위즈덤하우스.

다릴 앙카, 류시화 옮김(1999), 가슴 뛰는 삶을 살아라, 나무심는사람(이레).

류쉬안, 원녕경 옮김(2020), 더 나은 내가 되기, 다연.

류카모리, 황지영 옮김(2020), 청소년을 위한 철학, 질문의 힘, 리듬문고.

마틴 셀리그만, 김인자·우문식 옮김(2014), 마틴 셀리그만의 긍정심리학, 물푸레.

Barbara Ganim/Susan Fox, 최재영·윤혜원 옮김(2007), 비주얼 저널을 통한 미술치료, 시그마프레스.

바바라 한나, 이창일·차마리 옮김(2020), 융의 적극적 명상, 학지사.

앙투안 드 생텍쥐 페리, 황현산 옮김(2015), 어린왕자, 열린책들.

잉그리트 리델, 신지영 옮김(2000) 융의 분석심리학에 기초한 미술치료, 학지사.

                                     (2013), 도형, 그림의 심리학(원, 십자, 삼각형, 사각형, 나선, 만다라/ 나의 삶을 힐링하는 6가지 도형이야기), 파피에(딱정벌레).

진 쿠퍼, 이윤기 옮김(1994), 세계문화상징사전, 까치.

조지프 캠벨, 노혜숙 옮김(2014), 블리스로 가는 길, 아니마.

칼 구스타프 융, 한국융연구원저작번영위원회 옮김(2002), 원형과 무의식, 솔출판사.

                  · 캘빈S.홀, 이현성 옮김(2019), BTS가 주목한 융의 재발견, 스타북스.

칼 로저스, 오제은 옮김(2007), 사람 중심 상담, 학지사.

트리나 포올리스, 김석희 옮김(1991), 꽃들에게 희망을, 시공주니어.

Pierce J. Howrd Jane Mitchell Howard, 김동일 옮김(2018) 청소년 이해를 위한 심리학, 학지사.

저자 김혜정

성균관대학교 사범대학 미술교육학 전공
차의과학대학교 미술치료대학원 임상미술치료학 석사
mandalakorea@gmail.com
저서:『자기(Self)』(첫 번째 여정 성인을 위한 만다라)(2020)
　　『자기(Self) 2』(암과의 여정)(2022)

자기(Self) 3 (청소년을 위한 만다라)

발행일 | 초판 1쇄 2022년 10월 20일
지은이 | 김혜정
컴퓨터그래픽 | 박동현
펴낸이 | 김종만 · 고진숙
펴낸곳 | 안티쿠스
책임편집 | 김종만
북디자인 | 디노디자인
CTP출력 · 인쇄 | 천일문화사
제본 | 대흥제책
물류 | 문화유통북스
출판등록 | 제300-2010-58호(2010년 4월 21일)
주소 | 03020 서울시 종로구 자하문로 41길 6, 가동 102호
전화 | 02-379-8883
팩스 | 02-379-8874
이메일 | mbook2004@naver.com
값은 뒤표지에 있습니다.
이 책의 무단전재 및 복제를 금합니다.

ISBN 978-89-92801-50-8 43510

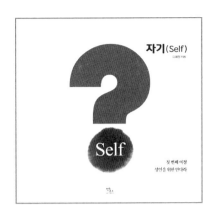

『자기(Self)』
(첫 번째 여정, 성인을 위한 만다라)

김혜정 지음, 변형판, 270쪽, 값 18,000원

저자는 십수 년간 아동, 청소년 미술교육을 진행해왔다. 이 책은 미술치료학을 통해 사람의 마음을 탐색하고, 표현하며 움직일 수 있는 다양한 기법 중의 하나로 만다라를 만난다. 저자는 만다라의 치유력을 믿는 마음으로 국내외 문헌 조사를 거쳐 만다라는 인간의 본질적이고 근원적인 자기(Self)를 찾아가는 훌륭한 도구임을 확인하였다.

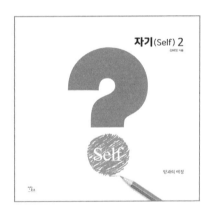

『자기(Self) 2』(암과의 여정)

김혜정 지음, 변형판, 132쪽, 값 17,000원

『자기(Self)』(암과의 여정)는 그 틈새를 조금씩, 조금씩 넓혀갈 것입니다. 물론 자기(Self)와 함께하는 여행으로 당신의 감정이 때때로 요동칠 수 있습니다. 그것은 어쩌면 당신도 이미 맛보았을 부정, 분노, 타협, 우울, 수용을 경험했기에 당연한 것입니다. 이 단계의 여행이 끝날 무렵이면 자기 마음의 성장을 스스로 보게 될 것이며 그것은 지금의 바늘구멍보다 큰 틈새임을 확신합니다.